董医生及家人：

新春万福

恭贺新禧

感谢你一年来的关照、

彭丽媛

二〇〇五年元月

彭丽媛亲笔写给董峰医师的新春贺卡

赠董峰医生留念

针不虚传

中国工程院院士、国医大师程莘农为董峰医师的题词：针不虚传。

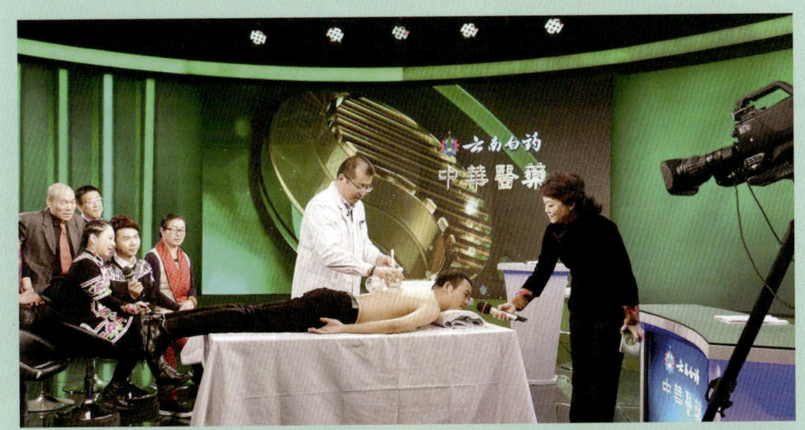

董峰医师在《中华医药》节目录制现场。

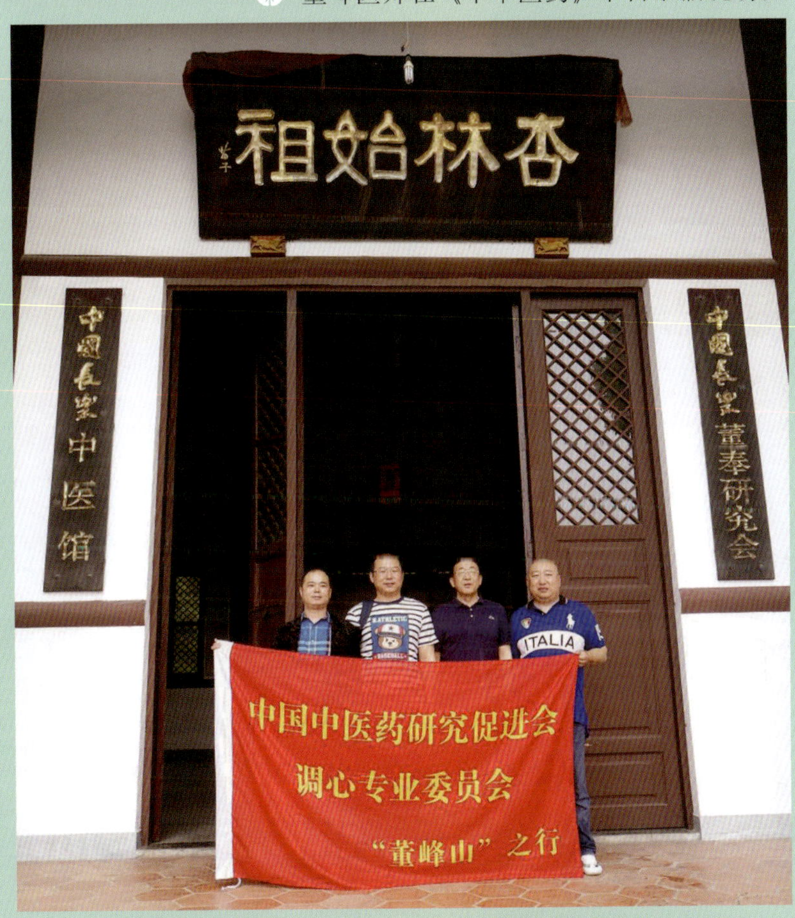

调心专业委员会董峰主任一行参观学习。

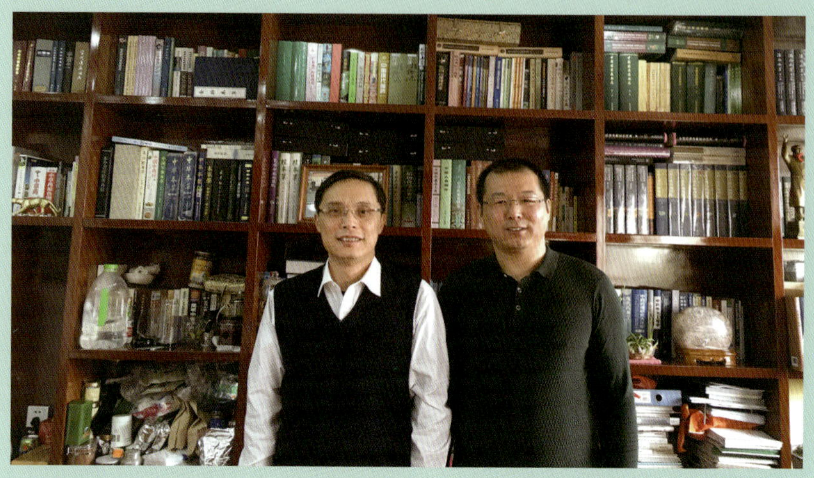

中国工程院院士、中国中医科学院常务副院长
黄璐琦和董峰医师合影。

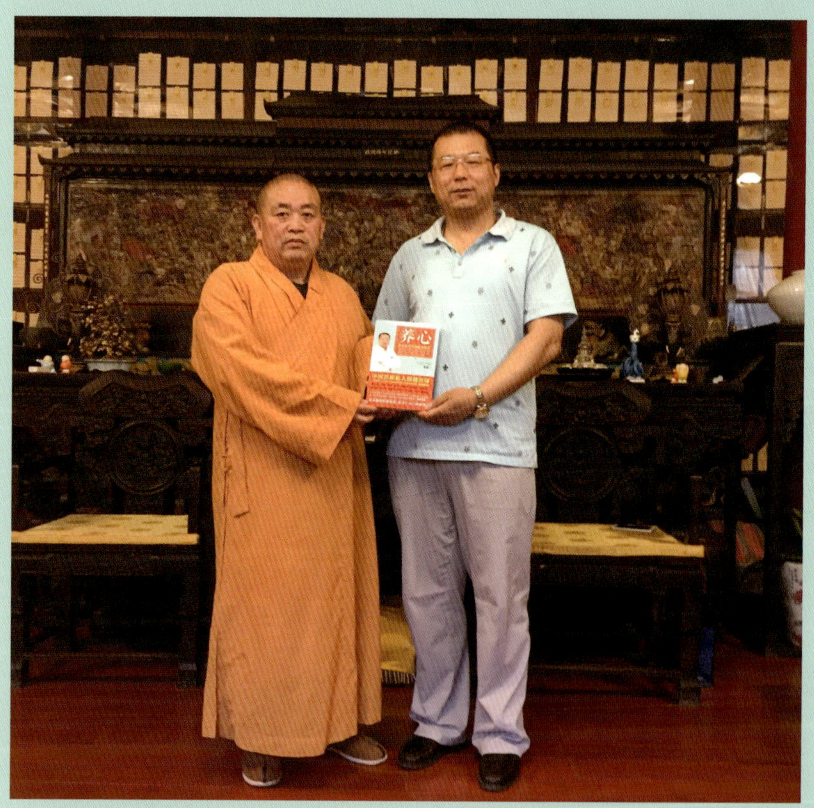

少林寺方丈释永信和董峰医师的合影。

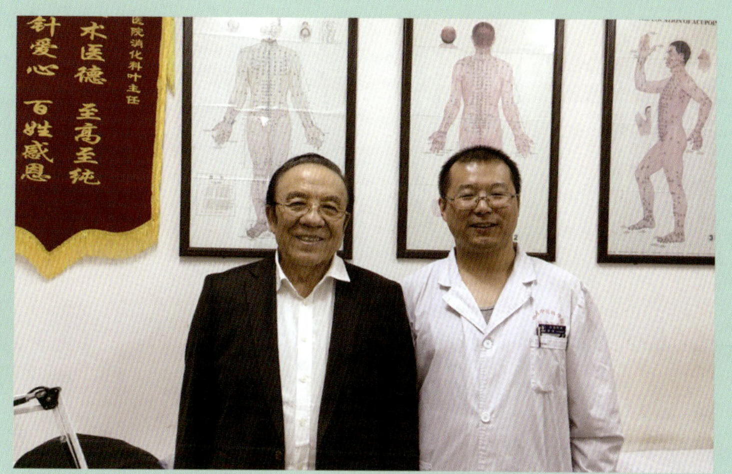

杨洪基和董峰医师的合影。

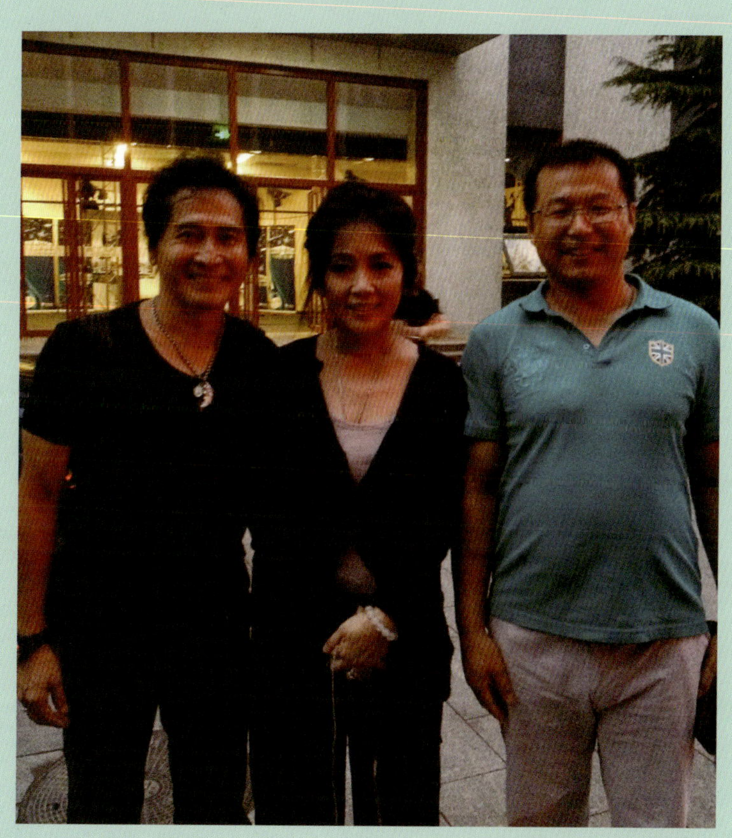

齐秦、齐豫和董峰医师的合影。

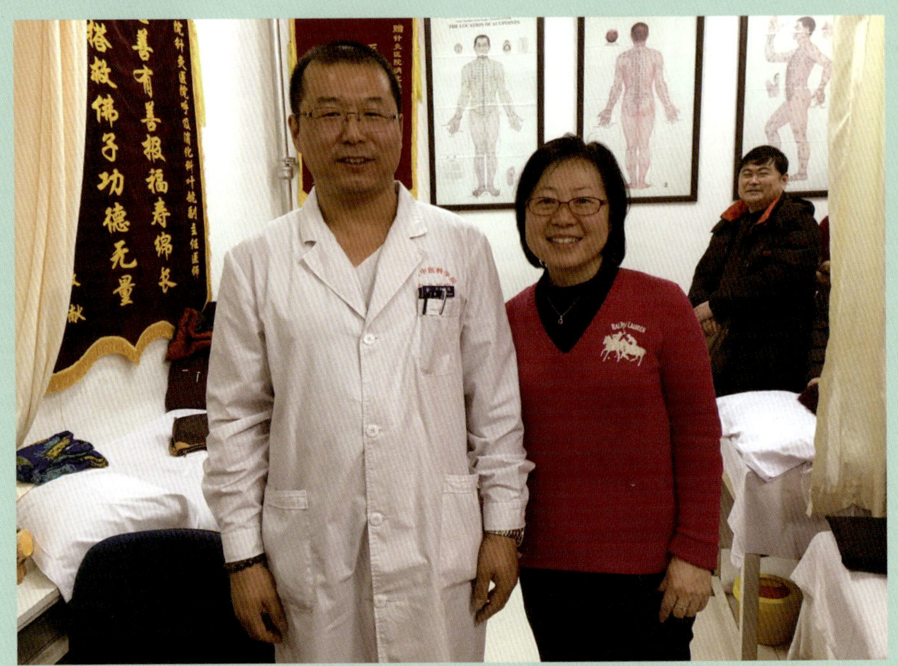

中央电视台科教频道副总监梁红和董峰医师合影。

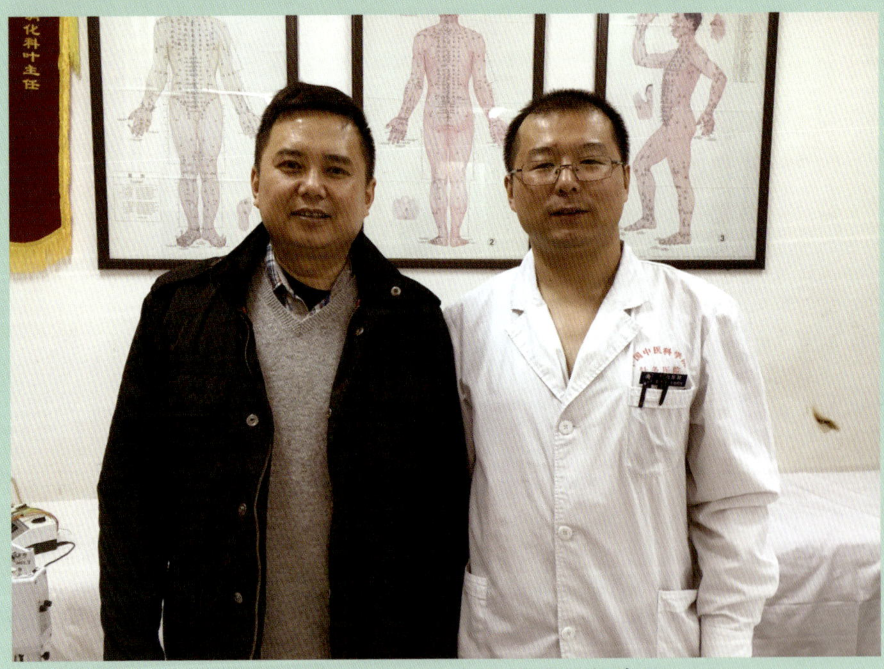

中央电视台《中华医药》制片人董鑫和董峰医师合影。

赠针灸医院消化科叶主任
医术医德 至高至纯
银针爱心 百姓感恩
患者杨芳云 韩海波敬赠
二〇一三年十一月

董峰医师和戴军的合影。

神针
双馨
仁
术

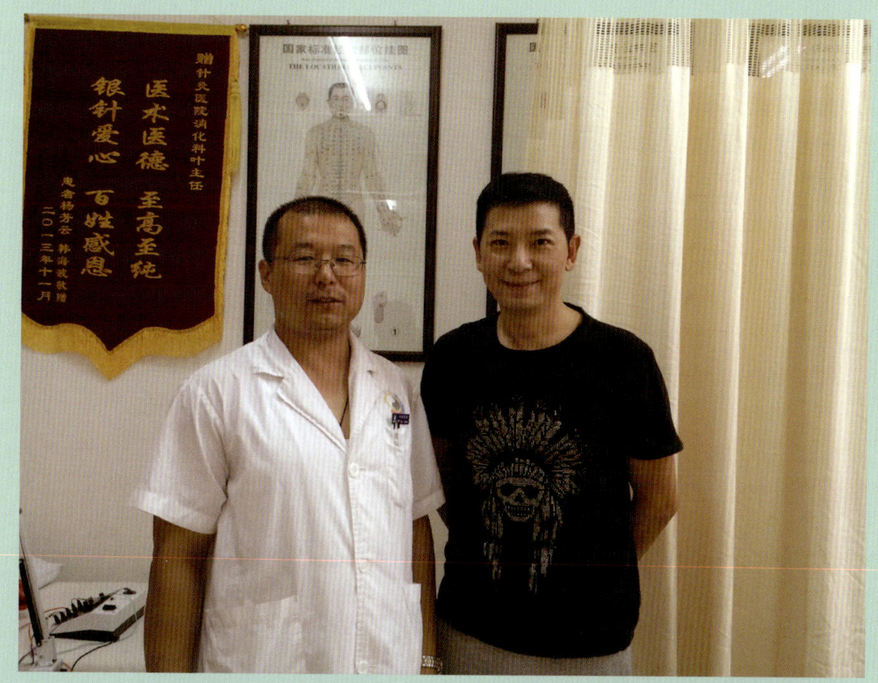

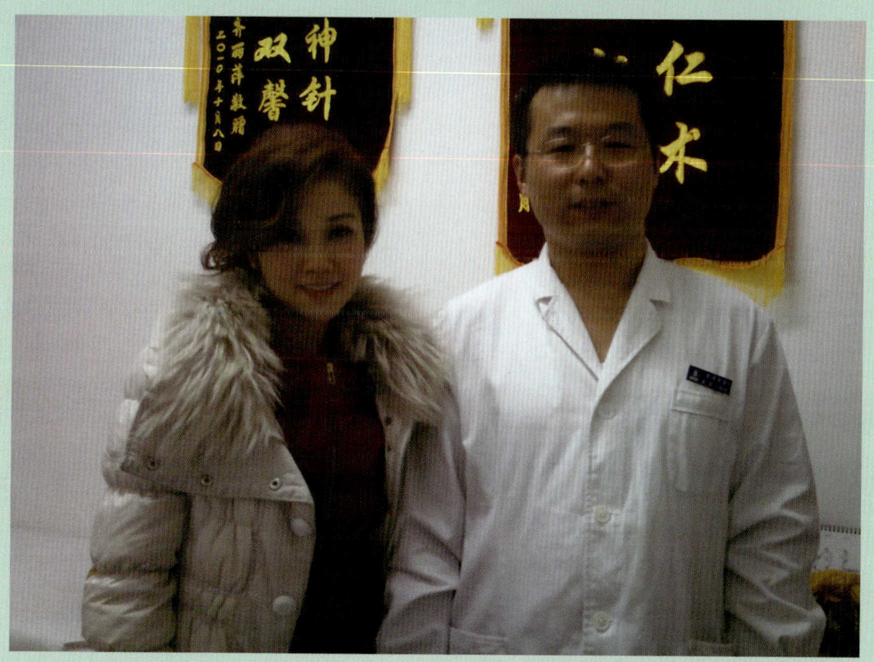

董峰医师和谢安琪的合影。

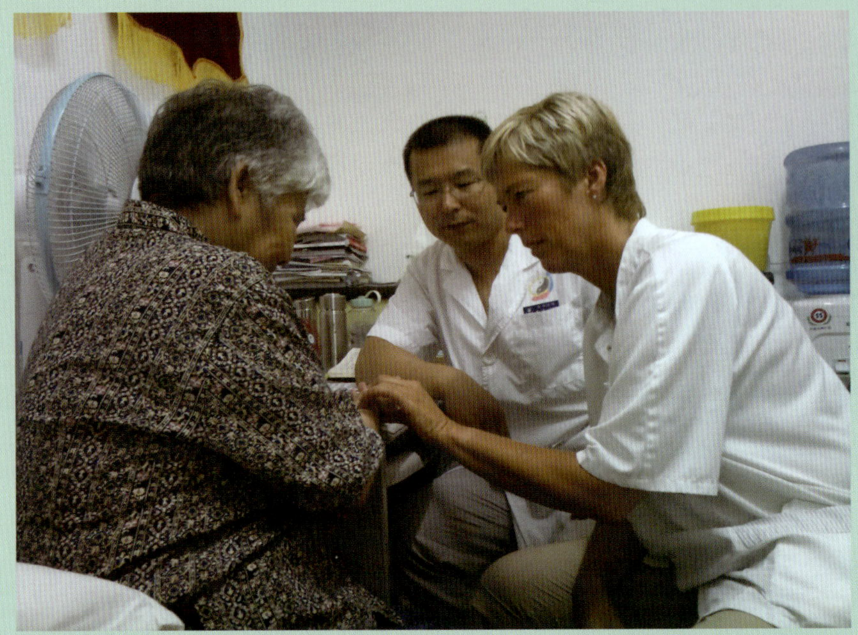

董峰医师和外国友人一同为患者看诊。

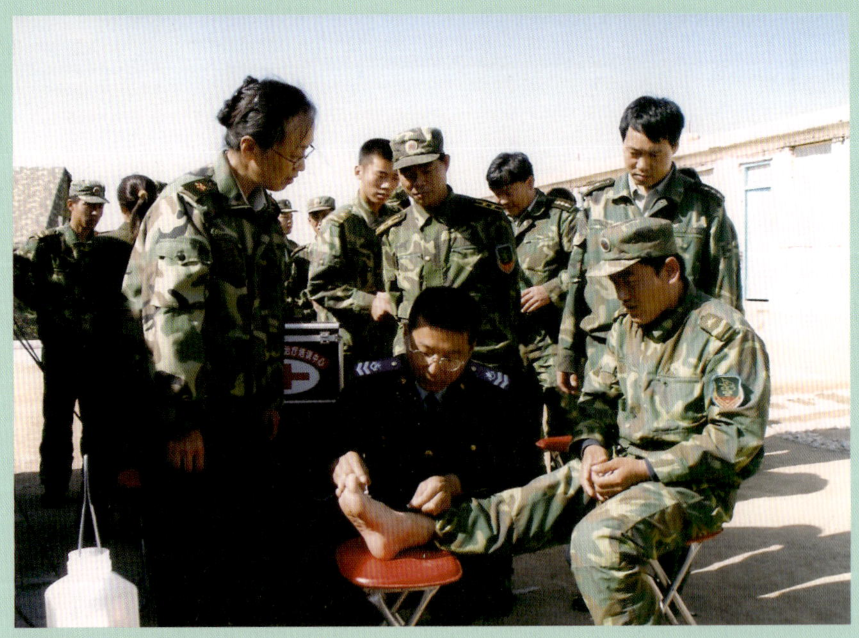

董峰医师为战士们看诊。

● 你可能不知道，几乎每一种疾病都指向了被你忽视的内在情绪！

调心

——把心调好病不找——

CCTV 中华医药 特邀专家

中央领导、军界政要、一线明星的私人保健医师

【五步调心法创始人】
中国著名私人保健医师 董峰／著

湖南科学技术出版社 博集天卷 CS-BOOKY

图书在版编目（CIP）数据

调心：把心调好病不找 / 董峰著. —长沙：湖南科学技术出版社，2016.8
ISBN 978-7-5357-8568-8

Ⅰ. ①调… Ⅱ. ①董… Ⅲ. ①情绪—影响—健康—普及读物 Ⅳ. ①R395.6 ②R161

中国版本图书馆CIP数据核字（2016）第146499号

上架建议：畅销书·保健知识

TIAO XIN: BA XIN TIAO HAO BING BU ZHAO
调心：把心调好病不找

著　　者： 董　峰
出 版 人： 张旭东
责任编辑： 林澧波
监　　制： 蔡明菲　潘　良
策划编辑： 李彩萍
特约编辑： 刘毛毛
项目策划： 汉时传媒 www.hs-read.com
营销编辑： 李　群　杨清方
封面设计： 王　婧
版式设计： 李　洁
出版发行： 湖南科学技术出版社
（湖南省长沙市湘雅路276号　邮编：410008）
网　　址： www.hnstp.com
印　　刷： 北京天宇万达印刷有限公司
经　　销： 新华书店
开　　本： 889mm × 1194mm 1/16
字　　数： 210千字
印　　张： 15.5
版　　次： 2016 年 8 月第 1 版
印　　次： 2016 年 8 月第 1 次印刷
书　　号： ISBN 978-7-5357-8568-8
定　　价： 39.90 元

质量监督电话：010-59096394
团购电话：010-59320018

目 录

调 心： 把 心 调 好 病 不 找

第三章 思：有种心病就叫“想太多”

第四章
忧：太过悲伤，必损健康

第五章
恐：为何怕什么就来什么

第六章
喜：快乐是良药，乐极也生悲

第七章
不大喜，不大悲，养好心神

第八章
不着急，不着慌，从容淡定

序

情绪过了“度”就是病

我的第一本书《养心》问世以来，得到了全国各地读者的好评。很多读者阅读得非常认真，并且按照我给大家的提供的饮食、按摩方法，改善了自己的身体状况，取得了令人惊喜的效果。

其实，说一句心里话，作为一名的中医，能让全国各地千千万万的人受益我的方法，能让人们的健康水平有所提高，去医院的次数减少，是我真心希望看到的，也是对我写作的最大鼓励。

还有一些读者，因为实践了我书中的方法觉得很有效果，特意从很远的地方赶到北京找我看病，一路舟车劳顿，很是辛苦。我知道现在老百姓看病难，能找到自己信任的医生看病更难，所以，不管从哪来的朋友，我都会全心全意地服务于他们，通过我的五步调心疗法为他们解除病痛。

当然，也有一些读者给我留言，说读了我的第一本书后“不过瘾”，还希望我能再给大家分享一些中医养生治病的秘诀，我答应了大家的要求。于是，我想作为“五步调心”法的创始人和实践者，我觉得有必要从心理情绪的角度，来给大家说一些“调心话”。

很多人说，啊？中医养生难道不应该从病症、体质入手么？为什么要讲情绪呢？我们理解情绪有什么用啊？我可以很负责任的讲，有这种想法的人，你就大错特错了！

你要知道，身体上很多的病，都是情绪惹的祸！

无论是中医还是西医，大家经过实践和研究发现：

总是抑郁的人，容易患上恶性肿瘤；

总是焦虑的人，容易患上各种肠胃病、妇科病；

总是发怒的人，容易患上肝胆系统疾病及冠心病、高血压；

总是忧伤的人，容易患上肺病及各种皮肤病；

…………

所以，各位朋友，千万不要小看我们的心理情绪。你的心理情绪错了，那就是病的引子，是毒，会引起你身体内阴阳失衡，疾病的苗头就会滋生出来；而你的心理情绪对了，那就是治病的药，是强身健体的宝，能帮助你从疾病中走出，让你延年益寿，快乐到老。

人有七情六欲，出现什么情绪都是正常的。路上遇到老虎，你能不恐惧吗？失恋了，你能不心情低落吗？亲朋好友离世，你能不悲伤吗？我们是人又不是神仙，情绪波动在所难免，但是中医讲平衡，凡事都有个度，过度就是“病”了。

中医经典《黄帝内经》中早就说了：“怒伤肝，喜伤心，思伤脾，悲伤肺，恐伤肾”，“怒则气上，喜则气缓，悲则气消，恐则气下，惊则气乱，劳则气耗，思则气结”，每一种疾病症状，都指向了被你忽视的内在情绪。

现代医学则认为，任何一种情绪波动都会让我们内脏器官、我们的细胞、我们的神经系统、我们的肌肉血管、我们的内分泌系统等等产生变化。

所以，你害羞、激动、发火的时候，脸就变红；愤怒的时候脸色会铁青；恐惧的时候，脸色会变得苍白。这还只是外在表现，身体里面呢？到底发生了什么变化，可能我们看不到，短期内也不会有明显表现，因为身体有自我调节机制。但时间长了呢？天长日久，如果经常情绪太过，即便是太欢喜，身体早晚会吃不消的。

只是，身体上有病看医生很快就可以解决，但是情绪方面的，很多人都没有意识到，也没有关注过。

举个例子，你最近有点尿频、疲惫、腰酸等症状，你感到不舒服，于是你去挂号看病。中医一号脉一触诊，就知道你是肾虚。然后辨证给你开药，你吃了汤药就好了，腰不疼了，精神足了。

但是你最近因为有些事不开心，比如生意黄了，赔了钱了，让你很抑郁，很想不开。甚至有时候茶不思、饭不想的，就是想不开、不开心。很明显，你的情绪出了问题，但是你会因为这个理由去看医生么？显然不会，因为你觉得这不是病啊！

所以我说很多人的想法大错特错！

去年，我认识的一位患者朋友就有这样的经历，他四十多岁的时候通过单位体检查出了肝硬化，幸好发现得比较及时。听这位患者朋友后来介绍，他在两年前把自己唯一的一套房子卖了，加上自己的存款全部拿去做生意，结果生意伙伴坑了他的钱，然后跑了，他一无所有，每天喝酒，生闷气，并且在体检之前就开始出现了眼睛胀痛、头晕、嘴里犯苦这些症状。

你们想想，一个四十多岁的男人，没有家庭，没有孩子，没有存款，连房子都没了，还得赡养老人，他得多抑郁呢？他每天都想不开，觉得自己做人太失败了，每天如果不是喝点酒，晚上一定生着闷气睡不着觉。

结果没两年，他就被查出了肝硬化，而在这之前他年年体检都很健康，连脂肪肝都没有。你想想看，这情绪难道不是毒，不是病的引子吗？！

他通过朋友的推荐找到了我，来治疗的时候他很消极地问我：“董大夫，我这种情况还能活多久？”

我笑着说：“你这种情况啊，在我这里都不叫大事儿，听我的，按时吃药保管你好。”

一句话，让他脸上闪现出了希望，他点头说：“好嘞，我就听您的了。”

于是，他每次来，我都帮他调理，和他聊天，尽量打开他的“心结”。慢慢地，一个月后，我发现他也变得乐观起来了，就像不是那种得了重病的人。每次在我的诊室里，就他最活跃。好多不知道实情的患者朋友还以为他根本没什么病呢。

好情绪就是解药，万病都可以先从情绪入手。若是碰到那种放弃生活希望的人，我相信我给他开什么药都治不好。经过半年的调理和中药治疗，这位“命运不济”的朋友肝硬化的程度有了很大好转，更重要的是，他已经觉得自己在积极地走向健康。

其实真是这样，情绪可以是毒，但同时也可以是药。它应该为我们服务，而不应成为我们的主人。一代枭雄曹操虽然不是一个养生家，不过他的那句诗说得很好：“盈缩之期，不独在天。养怡之福，可以永年！”

人的寿命长与短，不只是由天决定。如果你能够注意“养怡”，既注重养生又能开心，就可以益寿延年。的确是这样的，“怡然自得”的精神状态，对健康意义重大。

虽然快乐不那么容易，但不愤怒、不沮丧，还是可以尽力做到的。为什么我们会有那些坏情绪呢？除了我们自身因运气不佳而碰到一些挫折以外，还有很多的坏情绪产生是因为没有处理好人际关系。

可是人与人之间，理解是很难的一件事情，极少有人能够越过自身的立场和他对整个世界的认识去理解你。你自己，也是做不到的。当你懂得这一点，很多时候可能就不会那么愤怒了。

良好的情绪既可以陶冶人的情操又可以和谐气氛，促进彼此之间的交流并加深感情；不良的情绪便会破坏和谐，产生争执，而且坏情绪还会传染，是产生矛盾、破坏家庭、社会、企事业单位稳定的导火索。

所以，对于这个问题，我觉得大家非常有必要重视起来。希望我能用这本书，给大家进行一次心理和情绪上的按摩，帮大家把坏情绪的毒像拔调心罐一样拔出来，把好情绪带到您的身体里，守护您的健康。

第一章
我们的身体是有智慧的

现代医学有一种说法叫“心身疾病”，说的是那些受心理因素影响的生理疾病。其实我们的老祖宗早就发现了，我们的身体充满智慧，它跟心灵根本分不开，“曾子衔哀，七日不饥”，情绪来了的时候，只要它够强，连最基本的生理需要你都能忘。这种力量谁敢小瞧？七情五志对身体的影响，远远比我们想象的要大。所以，别看小情绪是小事，要是处理不好，还真是大麻烦。但是话又说回来，要是能处理好，对我们的帮助也不小。

1_ 情绪会害人，但也能治病

关于什么是情绪，到底是什么引起了情绪、什么能影响情绪，心理学家和哲学家们已经辩论了上百年。我是医生，咱们这里也不讨论哲学层面的问题，只聊聊情绪跟健康的关系。

情绪这东西，跟空气一样看不见摸不着，但又跟我们每个人密切相关，我们谁都逃不了干系。而且跟空气一样，它既能害人，又能帮人。

一千多年前，有一位阿拉伯哲学家、自然科学家、医学家名叫阿维森纳，他为了研究不良环境对生命状态的影响，拿小羊羔做了个实验，他把同一胎生的两只小羊羔分开了，一只小羊跟着妈妈在草地上快乐地长大，另一只小羊被拴起来了，旁边放了一只笼子，笼子里有一只狼，狼每天虎视眈眈地看着小羊。结果是，这只原本很健康的小羊，每天极度惊恐，根本吃不下东西，变得特别消瘦，没多久就死了。

通过做这个实验，阿维森纳得出了一个结论：一个不好的环境，比如，可以让人恐惧、焦虑、烦躁、不安等的环境，是致命的。可是，小羊遭的这种罪是被迫的，它自己没办法。但我们自己呢，没有人非把我们拴在狼的身边，即便狼来了，我们自己也有能力把它赶走。

只可惜，现实生活中，有太多人赶不走这只狼。或者说，狼只是一种外界的挑战，是一个外因，而小羊羔对这个外因的剧烈情绪反应，才是导致死亡的真正原因。

我们生活中不也一样吗？恐惧、焦虑、抑郁、嫉妒、敌意、冲动这些负性情绪，都是破坏性的情感，长期被这些情绪困扰，就会导致身心疾病的发生。情绪之所以能致病，关键在于一个“气”字。用《景岳全书》中的话来说就是：“气之为用，无所不至，一有不调，则无所不病。故其在外，则有六气之侵；在内，则有九气之乱。”

我们说不高兴了是“生气”，这生出来的“气”如果不顺，就容易生各种各样的疾病。所以啊，当外界的风、寒、暑、湿、燥、火六气侵袭的时候，身体就抵挡不住了。而内在呢，也会有怒、喜、悲、恐、寒、炅、惊、劳、思这九种情绪来扰乱心神。

用《素问·举痛论》里的话：“百病生于气也，怒则气上，喜则气缓，悲则气消，恐则气下，寒则气收，炅则气泄，惊则气乱，劳则气耗，思则气结。”这些情绪，就是通过对“气”的影响，决定着我们的健康。

但话又说回来，除了生气、紧张、焦虑、怨恨、愤怒、忧郁、伤心、难过、恐惧、害怕、羞耻、惭愧、后悔、内疚、急躁、厌烦、痛苦、悲观、沮丧、自卑、自满、不平、不满等负向情绪以外，还有开心、兴奋、喜悦、平静、悠闲、自在、快乐、安宁等正向情绪。它们的作用，当然也是相反的。

负向情绪可以让我“气不顺”，正向情绪则可以让我们“气顺”，因此，它也就能治病救人了。我们中医典籍里记载了不少例子。

比如，开心可以治病。清代名医魏之秀所著《续名医类案》中有记载，一个名叫项关令的人，他的夫人得了一种怪病，“病饥不欲食”，虽然很饿，可就是不想吃东西，而且整天大喊大叫，总是发怒骂人，想要杀掉左右的婢女。找了很多医生瞧病，可是半年多了症状也没有减轻。最后找来了名医张子和，张子和认为这个病既然药物治疗没有效果，那就应该用情志治疗。于是，他找来了两个姿色艳丽的女伶，让她们装扮成演戏的丑角，扭扭捏捏地做出许多滑稽动作，这位夫人看了大笑。

第二天，他又让这两位女伶角斗给夫人看，夫人又大笑不止。接着，他又让病人家属找来两个食量特别大的女性，在夫人床前狼吞虎咽地吃东西，做出吃得特别香的样子，还一边不停地夸美味可口，夫人忍不住也要来品尝食物。过了几天以后，夫人的病就这样不药而愈了。

再比如，恼怒也能治病。《吕氏春秋·至忠篇》里有一则记录，说齐闵王患了忧郁症，整天心情烦躁，夜里也睡不好，还老想着自杀。王后吓坏了，赶紧派人去把名医文挚请来了。文挚是宋国人，精通医术，名气很大。他到了齐国以后，对齐闵王进行了详细诊断，然后跟王后和太子说："大王的病肯定可以治好。但是，大王痊愈后，必杀我无疑。"

太子和王后问为什么，文挚说："齐王的病只能用激怒的方法治疗才能治好。激怒了大王，我一定会被杀死。"太子听了以后恳求："只要能治好父王的病，我和母亲会以死来向父王求情以保全你的性命。"文挚答应了，说："那我就冒死为大王治一治吧。"

于是，他跟齐王约定了诊疗的时期。但是到了时间，他却没来，齐王白等了他半天。太子只好跟他约第二次，没想到这次他又爽约，让齐王白等了。第三次，还是这样，齐王左等右等，等不到人影。

由于文挚屡屡失约，齐王非常生气。正在这时候，文挚突然来了，可是他鞋也不脱，就直接上到齐王的床上，踩着齐王的衣服，问齐王病情如何，极为失礼。齐王气得不理他了，可是文挚变本加厉，又用更难听的言辞再次刺激齐王，齐王被彻底激怒了，气得大吼一声坐了起来。这一怒，竟然治好了齐王的病。

文挚之所以这样做，是因为“怒胜思”，齐王思虑过多所以得病，用怒气可以治疗。但是，这一怒实在威力太大，虽然治好了齐王，却给文挚招来了杀身之祸。太子与王后苦苦进谏也没能保住他的性命。齐王怒不可遏，竟然“以鼎生烹文挚”，一代名医就这样死了。

我给大家讲这些故事，就是想让大家有一个直观的感受，看看情绪到底是怎样影响我们的。

人活一辈子，不可能跟神仙似的无欲无求，没有一点情绪变化。既然这样，那我们就得学会引导情绪，善于利用情绪这把双刃剑，既要让它得到应有的表达，展示出来，又要好好地了解它、管理它、应用它，让它成就我们的健康。

2_ 很多疾病都指向内在的情绪

我们中医学的经典《素问·阴阳应象大论》中有这样一句话：“人有五脏，化五气，以生喜怒悲忧恐。”意思是说，我们外在情绪的表现，是以内脏的活动为基础的。而情绪的变化，又能影响到脏腑的机能。大家可能不知道，每一种疾病，都指向了被你忽视的内在情绪。只不过，这个因果关系的链条有点长，很多人看不出来罢了。

我有一个病人，是一位朋友的太太，她有非常严重的偏头痛。平时没什么毛病，但疼起来的时候那真是痛不欲生，非得卧床休息不可。幸好她不上班，专心在家料理家务，要不然肯定对工作有严重影响。这么多年了，看了很多医生，做了不少检查，一直也没发现有什么毛病。

有一次朋友跟我闲聊说起来，我好奇心上来了，就想帮她看看这问题到底出在哪里。其实我已经大致判断出来，这头痛可能跟心病有关，就仔细跟她聊，看每次头痛前前后后都发生过什么事，后来终于被我发现了问题所在。

这位太太本身性格非常内向，我一见面就感觉到了。可能是因为长年在家待着，她已经患上了严重的社交恐怖症，害怕见人。可是丈夫是单位的领导，经常会有一些应酬需要带夫人参加。她根本不想去，可是又不得不去。

所以，她每次陪丈夫参加应酬活动时，都会紧张不安。她全力应酬完，回到家来，就开始头痛。而且，每次看完医生后她也会头痛，也是这个原因。

为什么会这样呢？西医认为，我们身体所有的肌肉，都有可能受到情绪的影响，尤其是很多血管壁上的肌肉。最明显的表现，就是脸红。有没有发现小孩子更容易脸红呢？因为他们的血管对情绪反应更加敏感。

年纪大了，血管变硬了，可能没那么敏感了，对于轻微的情绪刺激，也许不会脸红了，但绝对不是没有反应的。那些强烈的情绪，还是一样会刺激血管，可以引起头痛，或者很严重的偏头痛。

这位太太就是这样，在各种精神刺激中，要数过度紧张和焦虑不安这两种情绪，最容易引起偏头痛。而她恰恰就是这样，每次出门参加重要活动、要与人交际的时候，都会特别紧张、焦虑不安。正是严重的情绪反应，才让她产生强烈的头痛。

再举一个例子，很多人应该听过“假孕”，那些女同志虽然没有真的怀孕，可是她们真的有停经、恶心、呕吐的症状，而且有的人还小腹隆起，怎么看都像是真的怀孕了。为什么会出现这些症状呢？

其实，大部分出现假孕的女性，都跟压力有关。要么是和老公感情不好，要么是迟迟不孕特别着急。所以，这恶心、呕吐，都是心理压力造成的生理变化。那些心理压力使得她们出现恶心、呕吐感。大家应该也有体会，人在特别紧张的时候，就会感觉恶心。

至于闭经，是因为想要怀孕这种强烈的愿望，以及焦虑、急迫的心情，都会影响到女性的内分泌。内分泌失调了，就可能出现暂时闭经。

这情绪啊，是身体向我们发出的信号，大家要是重视起来，早点心平气顺，也许就能避免某些疾病出现了。在综合医院的各种临床科室中，心血管、神经、消化、呼吸、泌尿生殖、内分泌代谢和皮肤科的很多病症，都或多或少与情绪有关。

比如，头痛、腹痛往往跟长期的恐惧、焦虑有关，关节炎可能跟长期的压抑、内疚有关，晕车可能跟恐惧有关，口臭可能与经常愤怒有关。

这年头，生活节奏那么快，大部分人都被高强度工作带来的压力所困，很多人都长期处于高度紧张状态下，而且常常得不到及时调适。时间长了，焦虑不安等情绪难免不会跑出来，对身心健康都会产生非常不好的影响。比如，心脏病、高血压、头晕等，都跟心理紧张和心理压力有关。

所以，不管是为了让日子过得更舒心，还是为了让身体更健康，我们都要学会管理自己的情绪，尽量保持平和的心态。孔子说“仁者寿”，就是因为“气以宽厚者寿，言以简默者寿，质以慈良者寿”。

我们传统文化讲究“大中至正”，讲究“中正平和”，身体也一样，它求的是一种平衡、平和。只有在这种状态下，身体的免疫力、代偿力、康复力才能得到最佳组合，各项机能才会阴阳平衡，和谐运行，精、气、神、形也能达到最佳境界。心理平衡了，生理就稳定了，病理就不出现了，即便出现也能很快重新平衡。只有这样，身体的健康才能得到更好的保障。

3_ 乾隆为何长寿，雍正为何短命

历代医家都非常重视情志养生，这肯定不是没有原因的。这些年的清宫戏，大家应该也没少看，对康熙、乾隆、雍正这3位著名的皇帝应该都有点了解。康熙活了68岁，雍正活了57岁，乾隆活了88岁，他们3个人的生活水平都不会差，为什么偏偏乾隆这么长寿呢？现在我们就来聊聊这个问题。

乾隆一生都把他爷爷当成榜样。康熙是个什么样的人呢？他的谥号里有一个“仁”字，那是名副其实的。康熙活了68岁，没乾隆寿命长，但肯定也不算短寿了。康熙的性格是比较宽容的，在位60年，都没杀过几个人。大家看过清宫戏会知道，清代初年的时候有很多反清复明的人，其中一个比较有名的遗民叫黄宗羲，是明末三大遗民之一，他后来甚至称康熙是圣天子。

当然，这种性格也有麻烦，因为他太宽容，所以很多老臣非常胆大，拖欠国库的钱财总也不还。康熙是怎么讨账的？他在奏折里跟这些臣子说，你赶紧还钱吧。现在我还活着，不追究你们。等我死了，换个刻薄的主子，你们的日子可就没法过了。这些老臣们糊涂，看不清形势，可这康熙心里跟明镜儿似的。果然，等到雍正继位，让这些老臣限期还钱，不还的一律抄家，抄了家还不够还账的，就让子孙接着还。曹雪芹家里，就是这种情况。

这个雍正皇帝，后来的史学家评价他的时候，老用到一个词“刻薄寡闻”，也真应了他爹爹的话。康熙对这个儿子还是比较了解的，所以告诫他要“戒急用忍”，但看样子这雍正是没听进心里去。

康熙活得不算短，雍正登基就比较晚。大家可能也知道，他跟其他皇子争皇位争了很久，本来这事就劳心费力的。登基以后，他当了13年皇帝，按说该安心了吧。可他在位期间，由于太过严厉，所以对他不满的人有很多，他的生活还是比较紧张的。

而且，雍正自诩“以勤先天下”，既不巡幸也不游猎，天天都工作到深夜，每天睡眠不够4小时。一年里，只有他生日那天才会休息。就现在留下的史料里，光雍正在数万件奏折中写下的批语，就多达1000多万字。那可是用毛笔一个字一个字写出来的啊！这种勤政精神，着实令人佩服。

他不仅心理压力大、勤奋，还是个操心劳碌命，从一件小事就能看出来。雍正养了两只宠物狗，一只叫“造化”，一只叫“百福”。从雍正元年登基，到雍正十年，他一共下了十几次旨，就为了给他的小狗缝衣服、造狗窝。

比如，雍正五年正月十二日的一份旨意：“给造化狗做纺丝软里虎套头一件。再给百福狗做纺丝软里麒麟套头一件。”刚过了一个月，也就是雍正五年二月二十日，他又传旨：“原先做过的麒麟套头太大，亦甚硬，尔等再将棉花软衬套头做一分（份），要做小些。”雍正十年时的另一份旨意更贴心：“貂皮狗衣一件、猪皮狗衣一件，因圆明园随侍年久，经夏虫蛀落毛，难以应用，欲另换做貂皮衣一件。再做一木匣盛装。”

从这件小事上，我们就能看到他得有多操心，小狗的衣服要什么料子、大小尺寸应该怎样，他都这么细致地考虑到了。那国家大事呢，可以想象他得有多操心。

他的儿子乾隆命就好多了，由于深受爷爷康熙的喜爱，他不用跟兄弟们争皇位。而且他即位的时候，爷爷、爹爹已经辛辛苦苦治理了几十年，给大清帝国打下了良好的基础，天下太平，不用担心有人反对他的统治。在一个特别好的历史节点上，非常顺利地登上皇位，让乾隆可以有一个非常平和愉悦的心境。

而且，乾隆不仅深谙养生之道，总结了养生四诀“吐纳肺腑，活动筋骨，十常四勿，适时进补”，还特别懂得养心，用诗词歌赋修身养性。乾隆一生写了四万多首诗，虽然后人对他的诗词评价褒贬不一，但他自己开心啊。除了写诗，他还练书法，挥毫泼墨的时候需要心正气和，凝心专注，可以入境、养心，对于养生也是大有好处的。

再有，乾隆还经常出宫巡游，他曾经六下江南，三上五台，花了国库不少银子，但也让自己悦心怡性了。全国的名山大川、古刹佛寺，这些自然美景和人文景观，不仅能锻炼身体，还可以陶冶情操。今天我们很多人喜欢旅游，也是同样的原因吧。工作烦了、累了，去一个风景优美的陌生地方走走看看，心情就会好上很多，回家以后，也有了活力继续生活。

虽然也有伤心难过的事，但舒适的生活环境、顺心如意的生活节奏、注重养生的好习惯，种种原因综合起来，让乾隆一生美满幸福又长寿。

我们虽然不能跟皇帝一样整天锦衣玉食，但衣食无忧基本上是可以做到的吧？其实最终决定我们生活质量的，是我们自己的心。假如我们都能养心调神，达到佛祖说的那种“抱宇宙入我怀”的境界，就能把世道人心看得清清楚楚、明明白白、真真切切，还有什么看不开的呢？凡事都看得开，还会有什么愤慨不平、委屈难过呢？没有了难过伤心的事，不就事事如意了吗？日子过得顺心如意，还有什么比这更好的事呢？

4_ 小情绪处理不好，大毛病就会来找

刚才我们已经讲了，很多疾病，最终都会指向情绪，指向我们的心情。情绪可以引起的疾病，从简单的小病，比如，胸痛、头痛，到严重的疾病比如心脏病、癌症，都可能出现。

但我发现，很多人对身体上的问题特别在意，头疼脑热了，肯定会跑医院让医生好好给他瞧瞧。可是情绪出问题了呢？他们却压根不上心。要说这小情绪，原本也不是什么大问题，但假如我们处理不好，时间长了，还真是麻烦，会引起很多身体上的毛病。而且，很多人还找不到毛病的根源，更不知道怎么去缓解。

很多年前我有一位患者，现在跟我已经成为朋友了。她是什么情况呢，上班的时候精神一直挺好。自从退休以后，老人家闲着难受，老是感觉自己得了什么病，不是今天这个地方痛，就是明天那个地方难受，但是去体检，什么问题都检查不出来。

后来，她慢慢觉得，一天里最痛苦的时候就是清晨，一睁眼，如果发现天气比较昏暗，又是雾霾天，就开始沮丧起来，就一直在想，这破天气，也

不知道自己还能活在这个世界上多长时间，今天会不会有偏头痛，今天会不会有肠胃问题，今天会不会遇到倒霉的事情，就这样，整个脑子被这些痛苦的事情占据。

接下来的一天里，她就感觉做什么都没劲。最可怕的事情就是，慢慢地，怕什么来什么，她的偏头痛开始发作，当她埋怨自己怎么这么倒霉的时候，头痛也就越来越厉害，接着就想吐。这是血管性头痛，但她自己不知道啊，真以为是什么大病的前兆。

就这样，她整天胡思乱想，老怀疑脑子里面会不会长东西了。时间长了，开始呕吐，这很可能是颅内压增高引起的。但是，呕吐让她更害怕了，每天也就过得更糟糕。

去看了很多医生，大家都说她没什么大毛病，只不过是岁数大了，身体有个小病小痛的，血压高一点，这都很正常。而且医生还都说她身体保养得挺好，就这个年龄来说，她的状态算是相当好的了。可是，老太太就是放心不下，谁劝都听不进去。

老太太年轻的时候就有胃病，好多年了，不过一直不严重。现在已经退休了，按说吃饭更讲究，也更按时按点了，可是这胃病反倒是严重了。她开始担心自己是胃癌，做了检查，医生说没发现什么癌细胞、病变。她还是不放心，说西医检查不出来，不再看西医了，开始辗转看中医。这不，就找到了我。

我跟她聊了很久，一点一点引导，才弄清楚了事情真相。我知道要是跟老太太说她压根没啥大病，全都是自己瞎想出来的毛病，肯定帮不了她。得想办法开导她，让她自己想通了，才不会真得上大病。不然要是照这种情形发展下去，那可就指不定有什么大问题了。

我苦口婆心地劝老太太："您这胃病为什么严重了呢，因为胃肠道是公认的最容易感受到情绪的器官，我们心情上大大小小的波动，它都能感受到。您想想看啊，特别紧张的时候是不是会吃不下饭啊？我媳妇生孩子的时候，我就整整一天没吃东西没喝水，可是一点都不觉得饿。为什么啊？还不就是压力太大，胃也跟着紧张，都忘了要饿。

“我们的身体结构充满了智慧，身上的每一个器官，都不是单独存在的，它能感受到主人的身体状态。您心情好不好，这身体都知道。我们害怕的时候，瞳孔会变大、口渴、出汗、脸色发白，这都是情绪带来的生理变化，这还只是暂时的、比较轻的。要是长期沉浸在这些不好的情绪中不能自拔，肯定对健康会有不好的影响。您说是不是这个理儿？”

我看老太太听得挺认真，就接着跟她说：“您一脸福相，这身体也硬硬朗朗的，脉象舌苔什么的都挺好，不用担心那么多。辛苦工作了半辈子，现在退休了，孩子也大了，总算有时间留给自己了。锻炼锻炼身体，多出去走走看看，做点什么爱做的事。这心情好了，啥病都没有了。”

老太太听完挺满意地走了，后来，她又开始胡思乱想的时候，就去医院挂号找我。在她面前，我不仅是中医、心理治疗师，还是个老朋友。我也挺高兴的，老人家能跟我讲，说明信任我。我就想各种办法开解她，经常跟她讲一些例子，效果还是挺不错的。老人家跟我说，头痛、呕吐都好了，孩子都说她气色好多了，跟小区老太太们的关系也亲近了很多。

渐渐地，老太太找我找得也少了。再后来我见到她的时候，经常都是她带着别的病人来，老跟人推荐说我专治心病。

不是我专治心病，而是很多疾病都跟心病有关，不把这些情绪处理好，身体上的毛病不仅很难解决，还会越来越严重。但是这心病，最好的医生还是病人自己。我们做医生的再怎么百般劝解，你听不进去，还是没辙。

很多人都是这样，你跟他讲道理，他听了，也觉得你讲得很对，保证以后一定注意。但是遇到事的时候，还是一点都不能控制情绪，照样该生气生气。这归根到底，还是没有意识到问题的严重性。

所以，大家一定要打心眼里记住这个道理，并且随时随地提醒自己好好处理情绪。其实情绪从来都不是问题，它只是告诉我们，你的人生出现了一些事情，你需要处理一下。如果我们能重视这个提醒，那很多问题，也就能从根本上避免了。

5_ 七情五志，老祖宗给我们的提示

在讲这个问题之前，我们先来说说什么是“七情五志”。是宋代人陈无择在《三因极一病证方论》中，明确把喜、怒、忧、思、悲、恐、惊七种情志明确定为“七情”。至于五志，是根据阴阳五行学说，拿五脏与五种情绪相配合的结果，“心志为喜，肝志为怒，脾志为思，肺志为忧，肾志为恐”，所以“喜伤心、怒伤肝、忧伤肺、思伤脾、恐伤肾”。在后面的内容里，我们会详细讲讲这些情绪到底是怎样影响身体的，这里暂且不表。

从这“七情五志”学说中，我们可以看出来，老祖宗早就认识到了，心理活动跟身体健康是分不开的，所以有“七情过度百病生”的说法，也有“五志过极皆为热甚”的观点。正常的七情五志，并不会影响人的身体健康。但是假如没有七情的表现，或者缺乏其中的一种或者几种情感，或者七情太过了，都会引发各种心身疾病。

大家可以想一下，自己身边有没有得过大病的人。很多原本生机勃勃的

人，一旦知道自己得了某种大病，特别是“不治之症”，比如癌症等，精神马上就会萎靡不振，接下来就是卧床不起、不思饮食。结果呢？病情迅速加重，甚至在很短时期内就死去了。

你要说这是病魔作祟吧，有些情况又没办法解释。比如，一些人在发现这些疾病之前，其实没那么严重的。拿到诊断结果的前一天和后一天，简直判若两人。这其中很大部分原因，就是情绪的缘故。

所以，历代医家都非常重视“情志调节”，中医不会头痛医头、脚痛医脚，我们会结合患者整体的健康状况对症下药，这其中也包括他的心理状态。正所谓“善医者，先医其心，而后医其身”“必易心志，用药扶持”。凡是跟情志有关的疾病，我们都得先用心药才可以。

前面我们说了，很多病的病根，都在情绪上。可是要是能够用好这个心药，那效果也是相当不错的。历代医家养生的时候，都会注重养心，这个观念，对防病祛疾、益寿延年的作用，是不能低估的。所以，但凡是善于养生的人，都是善于养心的。

我以前的一位老领导，平时就爱喝点小酒。七八年前检查出来是肝癌晚期，肝脏切除了三分之二。肝癌的五年生存率不高，全家一片阴云密布，大家都愁眉苦脸。可是这位老人倒还乐呵呵的，他说生死有命，人活着得看得开。

我觉得这位老领导最难能可贵的一点就是，尽管是肝癌晚期患者了，可他过日子的心气昂扬饱满，一点也不输给健康人，甚至还有过之而无不及。他每天照样乐乐呵呵、高高兴兴的，力所能及的轻体力活，绝不让人帮忙。虽然他有勤务兵，但他自己爱动手种个菜、搞个小修理。每天一大早都要跑上几圈，大雪天还跟大家一起拎个大扫把扫雪。转眼到现在都七八年了，早已过了五年，老人家看起来还是挺硬朗的。他那种特别正面的精神，让人非常受感染，大家都乐意跟他接触。

别说得癌症了，就连得个感冒，有些人都唉声叹气地提不起精神。看看这位老人家，他真是我们的榜样。要是他也跟很多人一样，天天抱怨老天怎么这么不公平，怎么让自己摊上这倒霉事，结果会是怎样呢？我们不会知道，但可以肯定的是，他肯定不会像现在这样受欢迎。

老人家身上体现出来的这些情绪，都是正向情绪，这些美好的情绪，会让身体也产生美好的反应。比如勇气，就会让你很勇敢地面对病魔，哪怕那是最可怕的病魔；比如淡定，对一件事情的最终结果不过多关注，只关注整件事情的过程，在这个过程中寻找、享受快乐；比如博爱，不斤斤计较你我，在帮助别人中感受到幸福……所有这些情绪，都能给我们带来轻松、愉悦、舒服的感觉，这种感觉，能让人精力充沛，活力四射，更加健康也更加好运。所谓人逢喜事精神爽，就是这个道理，不仅是精神爽，身体也会更加清爽。

这个道理一点都不难懂，其实很多人也知道。但是这么多年了，我发现每当我让大家调节情志，尽量控制负向情绪的时候，总会听到下面这两种声音。这是一些错误观念，不把这些观念改过来，这心病就很难治好。

一种人觉得情绪是天生的，“人家心大，天塌了当被子盖，我天生操心的命，多愁善感。”另一种人觉得情绪是无可奈何的，自己没有办法控制，“遇见喜事就高兴，摊上倒霉事就郁闷，这不很正常吗？”

这是很正常，跟饿了想吃东西、渴了想喝水一样正常。不过，这种本能的东西所有动物都有，一只蚂蚁饿了，也知道去找吃的。蜜蜂觉得自己被侵犯了，也会跟你拼命。你把小狗逗得生气了，它也会发怒。但我们是人啊，我们比其他动物高级，其中一条重要表现就是，我们知道控制自己，也能够控制自己一些不好的本能，包括情绪。

所以，大家以后不能老给自己找借口，人生在世，有些东西是我们没有办法改变的，但情志不在这个范围里。它到底能帮你还是害你，其实是由你自己决定的。

“第二章

怒：外伤和气，内伤元气”

在这么多年的医疗实践中我发现，由怒气导致的疾病真不少。在伤身的七情中，怒算是最常见的了。可是，发怒不仅会伤了和气，更会伤身体。怒气如果不能很快消散，就会停滞在五脏六腑间，影响气血的正常运行。时间长了，各种慢性病就找上门来。怒气尤其伤肝，所以大怒的时候肝气不舒，很多人会觉得胸闷、胸胁胀痛。要是你喜欢生气，就真得把它当回事，试着多劝自己，多爱惜自己。

1_ 气大伤身，百病皆生于气

前些天在网上看到一个段子，说“花是浇死的，鱼是撑死的，人是气死的……”还真是这么回事。虽说一怒之下被气死的人我们都见得不多，可是作为医生，被气出毛病来的人，我见得还真不少。

这不，前些天跟一个朋友吃饭，一提起工作他就来气。怎么回事呢？这位朋友在基层部队工作，跟我说起现在当兵的小战士，那真是气不打一处来：“想当年我们当兵那会儿，多懂事啊。现在这些娃娃，打又打不得，说也说不得，活儿也不好好干，偷懒的方法倒是一箩筐。你让他执行任务，他竟然跟你讲条件！干啥都不让你放心，你还得跟在后面收拾烂摊子。就剩下一张嘴了，跟你犟起嘴来啊，那是一套一套的，动不动还拿最新的中央精神来压你，你还真说不过他们……”

一讲起这些事，他就停不下来了，水都顾不上喝一口。说着说着，脸就开始涨得通红。我连忙劝他消消气：“是啊，我们那会儿又懂事又听话，搁哪儿都让人省心。现在的孩子，都是独生子，娇生惯养长大的，个性又强，没得比嘛。”

就这样聊了会儿，看他气平了点，我开始劝他：“他们要是样样都比你强，也就用不着你领导他们了不是？都还是孩子嘛，跟你家田田差不了几岁。生气的时候你就把他们当成田田，咱好好教育他们就是了。再不懂事，也不能总想着怎么惩罚他们吧？既然还得相处，你看他们横竖不顺眼，能不生气吗？百病皆生于气，万病皆源于心，还是自己身体最要紧啊。”

这个道理他不是不知道，大家也都知道。人是有感情的生物，哪儿能真的一点都不生气呢？高兴了就笑，伤心了就哭，生气了就骂，这都是很正常的情感宣泄，我肯定不拦着。但是大家一定要记住：第一，不要过分；第二，如果情绪没控制住，过度了，就不要长时间处于那种情绪中，很快调整过来，这样才不会伤身体。

我也不敢保证自己不生气，谁还没个动气的时候啊？但我能把握这两个原则，所以还是比较健康的。但是，跟我这位朋友似的，下属不听话你生气，你觉得他们一个一个全都不听话，每天都在生气，这就很不好了。

我这位朋友性子烈，好言相劝不一定听得进去，激他一激没准更有用。我就跟他说：“你想想看，什么人才天天受别人气呢？搁古代，肯定是用人天天受主子的气。你是领导呢，天天生孩子们的气，你把自己放在什么位置了？”这句话他倒是听进去了，跟我说：“你说得对啊，我怎么没想到？”

真希望我这位朋友真的想通了，以后不再生气。在我看来啊，很多人不是老死的，就是气死的。官升不上去，生气；同事升职了你原地踏步，生气；总也评不上教授，生气；赚不了钱，生气；孩子不听话，生气；孩子学习成绩不好，生气……很多特别小的事，根本犯不着动气的，你要是天天为这些生气，那哪儿还有高兴的时候呢？

要是动不动就因为鸡毛蒜皮的事情生气，那这个人的身体，一定好不到哪儿去。我们的身体是非常有智慧的，生气会在身体上留下痕迹。一点点地累积起来，等到爆发的时候，那就麻烦了。因为生气是身体内部的活动，它跟风寒暑湿这些外邪还不一样，能直接伤害五脏六腑，当然也就更严重。只不过，外邪侵犯的时候，我们感受得更明显。实际上，“气”顺不顺更重要。

为什么气大了伤身呢？这里说的这个“气”，是身体保持阴阳循环平衡所必需的一种物质。正常情况下，气在我们身体里流动，应该是非常和谐顺畅的，没有什么阻碍，它在身体里循环往复，周而复始，就这样自由自在地流动着。可是生气的时候，强烈的情绪对气有很大影响，让气处于一种紊乱状态。

大家想想看，地上的河流本来有自己的河道，河水正欢快地流着呢，突然来了一阵强烈的外力让河水改道了，后果是什么呢？河水变成洪水了，它决堤或者改道，肯定会把周边的土地淹了吧？这个外力越强烈，洪水也就越严重，造成的灾难也就越大。

体内的气，就相当于河道里的河水，道理是一样的。这个洪水只要发作，就一定有后果。虽然它在体内，但如果够强烈，我们是能感受到的。比如，老板当众骂你，很多人的脸和耳朵会变红，那就是生气加上惭愧，气血往上走了。要是老生气，气总是往上冲，就会造成头顶发热，导致脱发。所以脱发的人，要么脾气暴，要么性子急，往往脾气都不是很好。

我们中医老说“百病皆生于气”，真的是这样，可能一时半会儿大家看不出生气对身体有什么伤害，但你仔细分析会发现，基本上，任何疾病的产生，都是体内的气血失调引起的。所以啊，要想身体健康、心情愉快，得好好调理身体里的气，不要总去干扰它。

2_ 怒伤肝，伤心，伤胃，伤脑，还伤人

我们说“气大伤身”，不同的气，对身体的伤害是不一样的。如果是怒气，最受伤的是肝。大家可能听说过“怒伤肝”“气得肝疼”的说法，因为怒气会让肝气横逆，血气上升，让肝火变得非常旺盛，处于一种亢奋状态。可是，肝原本的功能是疏通调达，循经下泄的，怒气让它的作用恰好相反了。这就好比黄河正往下游流呢，突然一股力量让它往源头倒流，是不是就决堤了？肝气横逆就是这个道理，很伤身体。

我给大家讲一个真实的例子。先交代一下背景，我们部队有一个严格的转业规定，到了一定的年龄和级别，就要转业到地方工作。但是很多人在部队待久了，熟人全都在那个圈子里，不想离开。我认识一位军官就是这种情况，按规定他必须转业了，但是他不想走。

在军营住了这么多年，一下子说要离开，脱掉那身帅气的衣服，去一个完全陌生的环境，不乐意是非常正常的。而且，由于军队环境特殊，他们跟社会是有一点脱节的，到现在他都还不会发电子邮件，不知道怎么添加附件。所以，这种恐惧和抵触情绪，我们也能理解。怎么办呢？他就各方疏通关系。有

一位领导答应说想想办法，看能不能把他留下来。

他抱了很大希望，满以为可以不用离开。可是最终领导告诉他，他还是得走。他又失望又生气，整天在单位骂骂咧咧，大家都知道他心情不好，也没人跟他计较。但是骂归骂，人还是得走，政策规定在那儿呢。

眼看木已成舟，肯定留不下了，他开始和妻子一起收拾东西。显然他是非常不情愿做这件事的，一边收拾，一边抱怨妻子笨手笨脚。妻子这些天心里也很烦，一时没忍住，回了句嘴，俩人开始大吵起来。他顺手抄起桌上的玻璃杯摔得粉碎，倒是很解气。可是，真是祸不单行，飞溅的玻璃碴，有一块不巧扎进了他妻子的眼睛里。连忙送医院抢救，结果还是没有用，他妻子的一只眼睛，永远看不见东西了。

回到家里，对着一片狼藉，看到原本好好的家成了这个样子，他怒火中烧，跑到单位院子里，对着机关楼就是一通破口大骂，先是骂领导，骂完领导骂单位，骂他们一个个都没良心，卸磨杀驴，不管他的死活……大家都知道了发生在他身上的悲剧，所以也没人出来招惹他，就任由他自己在那儿撒气。

结果，他自己越骂越生气，估计入伍这些年来受过的所有气，全都涌上心头了。骂着骂着，大家一听没声音了，探头出去看，他倒在地上。幸好没什么大事，只是晕倒了。但医生说他血压高达180，这种情况是很危险的，以后要多注意。

一开始大家都劝他，才刚四十出头，正是年富力强的时候，去哪里重新开始也都还不晚，别那么想不开，要多保重身体。可是往往被他一句话呛回来："你们都工作稳定，站着说话不腰疼。"后来，就没什么人劝他了，谁也不想自己去找不痛快。

事情过去一年多了，据我所知，这位仁兄现在一身病，不仅血压高，还有胃病，心脏也不好，逢人就说自己被毁了。其实在我们局外人看来，真正毁了他的，不是那件事，事情充其量是个诱因，真正毁了他的，是他自己。

他不仅陷在情绪里，彻底放弃了人生，还把身体给毁了。这又何苦呢？怒气那么大，而且持续了那么久，能不伤身体吗？

发怒会伤肝，刚才我们讲过中医的理论，而西医认为，生气的时候，人体会分泌一种叫“儿茶酚胺”的物质，它作用于中枢神经系统，会让血糖升高，脂肪酸分解加强，血液和肝细胞内的毒素相应增加，所以伤肝。虽然解释不一样，但中西医对这一点还是有共识的。

除了伤肝，怒气还会伤心。大家想想看，发怒的人会不会面红耳赤，像一只小公鸡一样？脸红是因为大量的血液瞬间往上冲向大脑和脸，这会让供应给心脏的血液减少，会让心肌缺氧。所以暴怒的时候很容易中风，甚至猝死。

怒气还会伤脑，气血猛地往上冲，脸红那是轻的，冲向大脑的血，有可能导致脑出血，这才最可怕。

怒气也会伤胃，肠胃对于各种情绪都是非常敏感的，所以特别生气了会吃不下饭，特别高兴了也会吃不下饭。暴怒伤胃，跟伤心的道理差不多，都是让胃里的血流量瞬间减少，所以胃的蠕动变慢，人也没胃口。要是经常这样刺激胃，时间长了就会得胃溃疡。

生气还能伤肺，因为暴怒会让人呼吸变得急促，可能导致气逆、肺胀、气喘咳嗽；它还伤神，特别生气的时候，很少有人能睡得好梦香甜吧？时间长了会有好处吗？

不管他多么不友善，这些道理，我都跟那位朋友讲了，但结果还是我最不想看到的那种，他的身体越来越差。我毕竟是医生，不是神仙。我苦口婆心跟你说这样做不好，真的不好，可你就是不听，我又能有什么办法？每当这时候，我都特别无奈。医者父母心，我们真心希望每个人都能好好的，而我们医生能发挥的作用其实有限，关键还是要看大家自己。大家要知道爱惜自己，那才是对生命、对自己的尊重。也只有这样的人，才可能拥有健康幸福的人生。

3_ 爱生气的女人老得快

根据我的经验，你跟一个女患者说“别生气，容易伤身体”，远远没有“别生气，生气老得快”效果好。女人都是爱美的，她们对年轻美丽的追求，让我们男人简直无法理解。我也没打算去理解，咱们都承认这个事实就好了。那么，假如你是一个女人，我相信你一定不愿意自己看起来又丑又老，那就少生点气吧。

几年前，北京一个小有名气的女性企业家找到我，说月经不调，想让我帮忙调理身体。我了解了一下情况，她40岁刚出头，事业已经相当成功了，钱不是什么问题，多高档的美容院都去得起。天天往美容院跑，效果还是相当明显的，她的皮肤比同龄人看起来光滑细腻。可是卸了妆，你会看到，她气色很不好，暗黄，脸颊上有很多斑，看起来很刺眼。

她说，自己一直为这些斑点烦恼，但是怕动了面相，所以没打算整容。月经一直不大正常，肯定说明身体有些问题。

显然，她脸上那是肝斑，用化妆品能遮住，但去不掉，得从内部调理。我就问她平时饮食、睡眠、性情怎么样，她说：“都挺好的啊，就是脾气急了点。还是医生好啊，谁都得听您的。您是不知道，工作的事啊真让人不省心。有些人真的是推一推转一转，你不拿鞭子抽，他就一步都不肯走……”

等她发完牢骚，我就跟她讲，为什么她脸上会有色斑沉着，为什么月经不调，那都跟她老生气伤了肝有关。中医说“女性以血为本，以肝为先天”，“肝主藏血”，所以它能影响女人的月经。

对女人来说，血有多重要，可能不需要我强调，从月经到生宝宝、哺乳，每一步都要损耗大量的血。所以女人这一生，都得好好补血养血。而肝呢，“肝主藏血”，它就像是人体的血库一样。脾胃化生出来的血，交给肝来收藏。而女性的月经，就是肝所藏的血中的一部分，下注冲脉（血海）产生的。

很多女人来月经之前脾气暴躁得跟变了个人似的，特别爱生气，也跟肝主怒有关。为什么呢？来月经前，身体的气血非常壅盛，所以容易拥堵，流通不畅。大家可能听说过“痛则不通，通则不痛”，由于气血不畅，多余的气血没有疏泄下去，所以会痛。而《黄帝内经》说“肝气实则怒”“血有余则怒”。这时候血有余，所以就急躁易怒。

如果经常生气，肝脏受损，那么肝脏藏血的功能也会受到影响，所以女性肝不好，就特别容易月经不调，还很容易得妇科疾病，也更容易衰老。肝不好的女人，不仅脸色暗黄，而且会长出各种斑点。这位女士的症状，就非常典型。

我跟她说：“孔老夫子说‘唯女子与小人难养也’，可能有一部分原因就是因为女人爱生气……”她一听立马不高兴了：“董大夫，您也这么说！我们女人怎么爱生气了？而且我也没让任何人养着，我们自食其力！”

我笑了，说：“瞧瞧你这暴脾气，还说自己不爱生气呢。”她也笑了。

给她开了点调心药（开心小汤药）调理，她临走的时候，我千叮咛万嘱咐，一定要注意控制自己的怒气。还给了她一个建议，让她写写情绪日记，如果今天发脾气了，就把事情原原本本记下来，等到心情平静的时候，分析一下原因。

没过多久，她又来找我，说那个情绪日记特别管用，让自己发现了很多问题，还给我举了个例子。比如，她发现自己特别不能容忍别人批评她的衣服和发型，后来冷静想了想，得出的结论是，自己小时候家里穷，衣服穿得破，头发也是妈妈给剪的，根本没什么发型可言。这种强烈的自卑和心理阴影，导致她对于这些方面的批评非常敏感。尽管现在已经很有钱了，可是那依然是她的痛点。

不愧是企业家，发现了问题，她就有本事很好地面对，也在努力改正。就这样，她通过一点点地剖析自己，分析怒气背后的复杂情绪，是自卑、恐惧还是失落、厌恶，对情绪的控制越来越好了。再加上药物的调理，她的身体状况也越来越好。

从那以后，她就时不时来找我把把脉，聊聊天。现在的她，不仅外表看起来光鲜亮丽，气质也雍容高雅了很多。她老说太感谢我了，不仅帮她调理好了身子，还治好了很多心病。我跟她说："还是那句话，我能做的没多少，关键还是你自己。"

这句话也送给所有的女人，我也只能帮你们到这里了。如果你不想得妇科病以及面容憔悴、脸色发黄、掉头发等问题早早找上你，那就养好自己的肝和血，处理好自己的怒气。

4_ 把脾气发出来，比生闷气要好

老实说，有脾气就能发也不是一件那么容易的事。发脾气是要有代价的，万一找错对象，吃不了兜着走。所以很多人学会了生气一声不吭，什么都憋在心里。表面上看起来，他们没有发怒。实际上呢，比发怒还糟糕。因为那会造成肝气郁结，更伤肝。

为什么会肝气郁结呢?《黄帝内经》中是这样给肝定位的："肝者，将军之官也。"它是将军，不是丞相，所以这是一位武官。跟书生相比，武官的力量往往很强，火气也更旺，它喜欢纵横驰骋，没有拘束，这样它的疏泄、升发功能才可以畅行无阻。假如人闷闷不乐，肝气不顺畅，一直被压抑，大家可以想象一下，时间长了它自然就郁结了啊。

肝气郁结了会有什么后果呢？要是你生闷气，不仅脾胃受不了，容易出现十二指肠溃疡、胃溃疡甚至胃出血，还会让内脏活动和内分泌系统失调，血压升高、冠心病以及女性的乳腺增生和乳腺癌，大都跟生闷气有关。

以前我们老说女人情感细腻、心眼小，容易生闷气，所以总是提醒女性少生闷气。我们觉得男性更爱把脾气发出来，不仅因为他们肝气旺，而且他们性子更豪爽，心里有气不发出来难受。但后来我们发现，这年头的男人也不容易，还是有很多人也经常生闷气的。所以不管男人女人，都得注意别生闷气。

我有一位律师患者告诉我，他的一位同事，有一天在跟一位蛮不讲理的当事人交谈时，在无数次被打断和否定以后，他抓起手边的订书机就朝那个当事人砸了过去。人家都诧异，平时温文尔雅的他怎么变得这么野蛮，后来鉴定结果显示，他已经中度抑郁了。

我这位律师患者，怕自己有一天也变成这样，他略懂一些中医知识，就来找我调心。用他的话说就是："董医生，您也觉得律师这个职业不错吧？是，看着挺光鲜的，可你不知道我们每天要生多少闷气啊，我真怕自己早晚有一天会疯了。您帮我看看身体有没有什么毛病，给调理调理。"

也是，律师跟我们医生一样，虽然大家需要我们，可是谁也不盼着见到我们。只要是去找律师的，肯定不是啥好事。所以，你要让当事人快乐幸福地跟他们谈话，那也不太可能。所以当事人的负向情绪，不管是极度的伤心、愤怒还是绝望，往往都会传达给律师。

除了这种传递过来的坏心情，律师自己的心理压力本身也很大。你不仅得安慰当事人，还得想尽办法思考怎样打赢官司，日子听起来是不大好过。

“我有一次代理案子，是个少年犯，父母疏于管教。可是出事了以后，他爹妈又非常焦急，一天给我打几十通电话施加压力。我又不能发脾气，一边准备材料，一边还得好言相劝。那时候真想冲他们破口大骂啊，你们早干吗去了，不好好教育孩子，现在着急了？后来忍了又忍。这一天过完，胸口跟堵了块石头似的，气都喘不过来气。”他跟我诉苦，“我真怕时间长了，我不是憋出精神病，就是憋出癌症来。”

我安慰他别太担心了，目前他的身体状况还不错，以后注意想办法排遣情绪就好了。听不少患者反映，拳击、游泳、攀岩这样的运动比较受男人欢迎，压力大的时候，去运动一下，大汗淋漓以后，烦恼和怒气就消散了。我也推荐给他，虽然工作很忙很累，但是对于他们这种脑力劳动者来说，运动才是最好的休息和减压方式。

后来他跟我说，运动果然管用。他还在自己家里放了沙袋，下班回到家里，感到憋闷的时候就带上拳击手套打几拳，心里就畅快多了。

所以说啊，这闷气，还是要发出来的。人都有七情六欲，要让每个人都做到心如止水不闹情绪，几乎是不大可能的，我自己也做不到。要是真的怒气上来了，大家记得要发泄出来，不管选择哪种方法发泄，从健康角度来说，都比你憋在心里好一些。当然，要是不想收拾烂摊子，发泄的时候得选好方法，不能伤害别人。千万不要因为你自己宣泄了怒气，却让家人一肚子闷气。

这里我想特别提醒大家一点，夫妻之间，一定别用“冷暴力”，那也是一种闷气。很多夫妻一生气就没完没了，谁也不肯先低头跟对方说话，于是在家里，俩人都绷着脸，家里的气氛阴沉沉的，这样也会伤身体的。两口子一家人，何苦为难自己也为难对方呢？

5_怨气其实是自己在苦自己

前些天看到一条新闻，说一个小区门口的路边停满了私家车。可能是因为找不到停车位，这些车常年停在那里，还把人行横道也停满了。结果就是马路变得很窄，那段道路特别堵，给附近的居民生活也带来了很大不便。

有一天晚上，一位老人拿着一块玻璃，把停在小区门口的车身上全都划花了。大家一开始觉得，可能是哪个熊孩子不懂事干的。但是查监控后发现，是这位老人。虽然小区居民都说挺解气的，但这种行为肯定不对。

我当时就心想，这得是积累了多久的怨气，才能让一位老人做出这么过激的事情呢？怨气这东西，跟怒气一样，都能让人变得不像自己，只不过一个是急性一个是慢性。怨气积累得久了，也会跟暴怒一样，让人变成猛张飞。

我家附近一个饭馆，平时没事的时候我经常去，跟小老板及后边的大厨都混熟了。前一阵子，饭馆新来的面点小工小胡，在吃饭时间，当着众人的面，把大厨大刘给打了。平时挺腼腆的小伙子，那天喊着“今天老子打的就是你”，上去照着大厨的脸就是一拳。大家赶紧上去劝架，把他们拉开了。小胡嘴里还一直骂着：“老子不伺候了……”

我那天正好在场，没忍住，跑上前去管闲事，问小胡这是怎么了。小伙子看到是我，又恢复了以往内向的模样，断断续续跟我讲了事情的原委。

原来，小胡觉得，自从他来到这里，大刘就看他不顺眼，老是刁难他。指使自己给他买烟、取快递也就算了，什么脏活累活都交给自己也罢了，谁让自己是新来的呢？可是，大刘老是当着餐厅其他员工的面数落小刘，不是说他笨，就是说他偷懒没出息。小刘是个年轻小伙子，餐厅又有那么多漂亮女服务员，当着那么多小姑娘的面被大刘骂，小胡那是憋了一肚子气。可是他嘴笨，又不敢反驳什么，就这样，怨气在心里一点点累积。

这天中午，大刘又对小胡呼来喝去的时候，小胡终于忍不住了，他再也忍不住心中的愤怒，照着大刘就冲了过去。小刘说，想想其实挺后怕的，自己这是空着手，要是手里有把刀，一定会毫不犹豫地朝大刘捅过去的，那后果将不堪设想。

后来，大刘表示，自己其实一直是跟小胡开玩笑呢，没想到他那么在意，伤他那么深。但是小胡的心结已经落下了，后来我再去时听说他就已经辞职了。

其实仔细想想怨气放在心里，苦的是自己。谁还没点不顺心的事呢，想办法解决才对。要是这怨气没能很快消去，而是越来越强，指不定有一天会闹出多大事来呢。

现实生活中，我们谁都难免遇到不尊重自己甚至伤害自己的人。可是一时半会儿又没办法出这口气，于是就有了怨气。举个例子：你莫名其妙地被一只突然窜出来的恶狗咬了一口，它咬完你就跑了。找不到狗主人，你特别生气，怎么办呢？也咬狗一口吗？是个正常人都不可能这么干。可是，这心里肯定是不畅快的，就有了怨气。

有怨气很正常，要是能及时化解也就算了。但时间长了，怨气就变成心结，不仅特别伤感情，还伤身体。怨气郁结在心里，体内的气机肯定不会通畅，不是这儿疼就是那儿痛，还特别容易被外邪侵袭。

其实我的很多同事，心里也有不少怨气。大家应该都看新闻，这些年没少闹医患纠纷，医生也快变成高危职业了。“还救死扶伤呢，我自己不受伤就不错了。”“费心费神又不赚钱，这也就算了，还要整天提心吊胆怕挨打，凭什么啊？”“当个医生，这辈子算是毁了，自己家人陪不了，还老受患者家人的气。”“我又不是神仙，谁敢保证一定能妙手回春啊？”这样的牢骚话，我也没少听到。

每当听到这些话，我都会笑着说：“谁让咱这辈子当了医生呢，虽然不能陪家人，但至少家人提起我们，还是很自豪的嘛。”这个道理，我的同事们不是不明白，我为什么还要讲呢？就是要把他们的情绪从怨气里拉出来，多去想那些好的方面。

大家心里有怨气的时候，也可以这样做。事情已经这样了，我们得接受现状不是？不管是烦恼还是痛苦，已经发生了，那我们就要在第一时间接受它。但是接受不代表不介意，接受了以后，我们再去冷却自己的情绪，让自己冷静下来，才能很好地分析原因、解决问题。

奉劝大家一点，人这一生很难时时处处顺心如意的，世事无常，我们本来就已经无能为力了，要是连自己的情绪也全都交给外界，自己控制不了，那这日子是不是也过得太无助了一点？不要试图改变这个世界，也不要试图改变别人的想法，但你还是可以改变自己的，就从排解怨气做起吧。

6_ 爱赌气的人都不懂爱自己

跟生闷气和怨气不一样，赌气往往不会时间太长，常常是一怒之下赌气做出一些傻事，事后自己回过头去想想，要么哭笑不得，要么悔得肠子都青了。当然，有人嘴硬，死活不肯承认自己的行为幼稚。这种人，更爱赌气。

凡是爱赌气的人，都容易被激怒。激将法对他们，那是一用一个准。小娃娃赌气也就罢了，很多人都是成年人了，跟气较什么劲儿啊？本来大家都是心智健全的人，为人处世挺正常的，一怒之下，竟然能赌气做出一些让人瞠目结舌的事。

这说明，这“气”已经让你在那一瞬间，完全丧失正常的心智和判断能力，你根本都不能控制自己理智地思考问题。这“气”得有多大、多强烈，想想就知道了。要说这么大的气不会伤身体，不管你信不信，反正我是不信。

因为赌气上了社会新闻的稀罕事，从来都不缺。有一次看到新闻，说一位男士去银行办业务，嫌排队时间太长，非常不满意。轮到他了，他每次只取一块钱，分成100次，取出了100块钱。本来就嫌排队太久浪费时间，这么干，不是浪费了更多时间吗？同时又给别人添堵，这又是何苦呢？

还有一次，看到一宗离婚案，说的是两口子为一些鸡毛蒜皮的小事吵了一架，妻子当时已经怀孕，越想越委屈，觉得自己怀孕那么辛苦，丈夫一点都不体谅自己，一气之下就跑到医院把孩子拿掉了。丈夫当然不知道啊，等他知道的时候，孩子已经没了。丈夫那是既愤怒又心疼，好好的一个小生命啊。他也气不过了，索性一赌气，一纸诉状要跟妻子离婚。法官认为妻子擅自堕胎侵犯了丈夫的权益，判决他们离婚，而且女方还要给男方一笔精神损失费。

大家说，这件事里的妻子是不是太傻了，就因为一点小事，能把事情做得这么绝。结果呢，流产非常伤身体吧，离婚应该挺伤心的吧，还得拿一笔钱出来。自己干的这出事，她应该也挺后悔的吧？要是她稍微爱惜自己一点，就不会做出这样的事了。

其实很多人都会赌气，多年前我也有赌气不吃饭饿两顿的经历。但是大家要记得把握一个原则：爱惜自己。它包括爱惜自己的身体、爱惜自己的心情，以及思量你做出的事情可能会对自己造成的负面影响。要是你跟孩子赌气的时候能想想这个原则，也就不会真的把他丢在路边自己回家吧？

有人会说："赌气的时候我都失去理智了，还能考虑这么多？要是我能想这么多，也就不会赌气干那些事了。"那只能说明，你还不够爱自己，只要你真的足够爱惜自己，就会出于本能保护自己，让你在做很多事情的时候更理智，也就不容易因为赌气干一些让自己后悔莫及的事了。

我们医院曾经有一个漂亮的护士小苗，追她的人一向挺多。有一天正上班的时候，一个风格相当另类的年轻人去找她，两个人拉拉扯扯起了冲突，后来还是叫来了保安才把年轻人赶走了。

那些天小苗总是心事重重的，我就试着开解她。原来啊，她谈了个男朋友，可是她妈妈嫌男方家里穷也没有正式工作，就坚决不答应。她是独生女，也拗不过妈妈，就忍痛分了。可是她心里很不痛快，一赌气，就从她的追求者里选了一个最差劲的，也就是那天我们见到的那个小流氓，整天游手好闲，打架斗殴。

果然，妈妈特别生气，小苗目的达到了，就想跟这个男的分手。可是没想到请神容易送神难，男的死活不同意，就去医院纠缠她，还在家门口堵她。小苗自己也特别后悔，可是事情已经这样了，只能想办法解决。

我们大家都劝她，一定别怕，要坚定点，必须彻底分开，否则后患无穷。再后来，那男的又过来纠缠过几次，然后小苗就辞职了，她说妈妈让她换工作换号码搬家避开这个男的，她想想也只能这样，就同意了。

小苗这个结果还算好的，至少她没有一赌气嫁给他，至少她还能够避开，不至于毁了一生。但她已经付出了相当大的代价，相信她以后做事一定会更沉稳吧。

我讲了这么多，就是想告诉大家，千万不要拿自己的任何东西来赌气，不管是你的时间、你的财产，还是你的幸福。即便你赌赢了，气赌到了，目标也完成了，可是又能有什么收获？结果也只能是懊恼与蹉跎。这种损人不利己的事情，只会被人当成笑话，咱们还是躲得越远越好。

想要做到这一点，我们就一定不要当怒气的俘虏，一定要做怒气的主人，去驾驭怒气，不要让怒气指挥你。要是大家都能更爱惜自己一点，能更好地管理自己的情绪，赌气的事情就会少很多吧。

7_肝火旺脾气大，身为旁人要理解

要是我们自己肝火大发脾气，会伤害自己身体和对方感情。可是要是别人冲我们发脾气呢？你会怎么做？要是你的另一半经常挑你的毛病，你又会怎么办？以医生的身份，以我每天跟人打交道的经验，我劝大家要宽恕、原谅他们。

宽恕和原谅，并不是说他们做的什么都是对的、都是好的、都值得原谅，而是因为，原谅了他们，是给你自己自由。否则，你会被怒气囚禁，那是在画地为牢。你要清清楚楚地告诉自己，他们做得不对，但是，你不能用别人的错误来惩罚自己。让自己沉浸在愤怒和怨恨中，对你能有什么好处呢？

尤其是对自己亲近的人，比如你的爱人或者父母，他们发脾气的时候，作为家人，为了他们的身体健康，你不应该生气，更不应该发脾气，而是要保持冷静，多包容，不计较。人和人之间要是能多一点理解，就会少去很多烦恼。

有一次，一位男性患者正在问诊，他是重度脂肪肝，想要调理调理。我们俩正在说话，电话打过来，他看了看，皱了皱眉头挂断了。可是电话马上又打过来，他又给挂断。于是对方就较上劲儿了，一直打，他一直挂。最后还是这位男士投降了，跟我说了句“抱歉”，站起身来去角落接电话。

可能是因为有我在场，能听出来，一开始他还是捺着性子的，说话声音也比较小。但突然地，嗓门就大起来了：“都说了我在医院，你还不信，怎么着，难不成要医生跟你说两句才行？你烦不烦啊。”就把电话给挂了。

看他怒气未消的样了，我跟他开玩笑；“媳妇查岗啊，别动那么大气啊，这说明她在乎你。”我不提这茬还好，一提起来，他这话匣子就关不上了，跟我抱怨：“董医生，您是不知道，我有时候真想干脆离婚算了。这都快二十年的夫妻了，连这点基本的信任都没有，天天疑神疑鬼的。我要是稍微回家晚一点，或者她觉得我有什么不对劲，就发脾气。你说说，搁谁受得了啊？”

“苏格拉底就受得了，”我继续跟他开玩笑，“人家不愧是大哲学家，他那媳妇，才真是泼妇。有一回苏格拉底正在给学生上课，他老婆突然闯进来，不由分说就破口大骂，骂得那叫一个难听啊，而且滔滔不绝，根本没有停下来的意思。人家苏格拉底从头到尾一句话没说，就跟没听见似的。过了好久，可能是骂累了，可能是骂够了，当然也有可能是觉得真没劲，这位夫人挥一挥衣袖，怒气冲冲地走了。

“看夫人走了，苏格拉底继续他的课程，刚才那事，就像压根没发生过。没想到，没说两句，一盆泔水泼了过来，带着剩饭菜的腥臭味。苏格拉底不仅变成了落汤鸡，身上还挂着烂菜叶子，要多滑稽有多滑稽。搁你身上，你肯定受不了吧？可人家苏格拉底，轻轻掸掉身上的脏东西，只说了一句话：‘我知道，打雷之后必然下雨。’然后继续上课。”

“要不说人家是伟人呢，我这凡夫俗子比不了。要是娶个那样的老婆，我要么早就离了，要么已经疯了。”他还带着气，“难怪贾宝玉说结了婚的女人就变成死鱼眼睛了，一点没错，当年她也是挺温柔体贴的。”

我接过他的话：“那你怎么不想想，是什么让一个温柔的女孩变成了爱发火的女人？其实老婆都是挺不容易的，她们要上班，还要带孩子、做家务，操的心比我们多，老得比我们快，我们得多体谅她们。尤其是四五十岁，绝经期前后那段，她们的日子更难受，身体上、心理上承受的压力，我们男人可能想象不到。她们容易着急上火，那就多让着点、哄着点。女人通常都是比较感性的，别跟她们讲道理，多说好听话，好好疼她，她们肯定就不会这样了。”

他调侃我说：“董大夫，您这不仅是知心大哥，都堪称妇女之友了。我要是能有这觉悟，得多受欢迎啊。”

玩笑开完了，该回到正题了，其实我在讲很严肃的问题，媳妇肝火大发脾气，你要是跟她对着干，俩人脾气都上来了，只会让怒火烧得更旺。

一个人成熟的标志，就是学会原谅和宽容，只可惜有太多成年人不够成熟。很多事，根本犯不上生气的，可有的人就是控制不住自己，仿佛不生气就是自己好欺负似的。其实恰恰相反，大家看看那些大人物，谁天天跟不相干的人和事较劲儿？

我教大家一招，下回遇到脾气臭的人，你就想想，他这么大动肝火的，肝火肯定旺，那是非常伤身体的。他发脾气，那是在伤害自己，是值得同情的。多这样想想，你的火气可能就会小一点，也就更容易原谅对方。再过上几天，你回过头去看看就会觉得“多大点事啊”，根本不值得较真，不信你从现在就可以试试看。

8_既生瑜何生亮？别太把自己当回事儿

在三国的众多英雄人物里，周瑜是我比较喜欢的一个。“遥想公瑾当年，小乔初嫁了，雄姿英发。羽扇纶巾，谈笑间，樯橹灰飞烟灭。”少年英俊，春风得意，想想那是何等意气风发的场面啊。而且跟大多数武夫相比，他还精通音律，是一个风雅超群、近乎完美的人物。

只可惜，看过《三国演义》的人都知道，周瑜年仅三十六岁就去世了，临死前还留下一句“既生瑜，何生亮”的感慨。拜这本伟大的小说所赐，周瑜成功变成一个小肚鸡肠的人。有人说，实际上历史上真实的周瑜胸襟和气度都是非常广阔的，举的例子就是程普的故事。

周瑜是个少年将帅，老将程普看周瑜太年轻，不服他，多次当面侮辱他，但是周瑜丝毫不跟他计较。最后，这位老将军被周瑜的才华和品德折服，感慨说：“与周公瑾交，若饮醇醪，不觉自醉。”从此对他心悦诚服。

我也特别希望真的是这样，但这个例子不太站得住脚。在我看来，很可能是这样的：对于明显不如自己的人，周瑜是非常大度的，不跟他们计较。可是，对于真正优秀、能对自己构成威胁的人，他可能还是非常介意的。对于一个年少得志，一路过关斩将非常顺利的人来说，有这样的思想并不奇怪。

想想也是，在江东那一亩三分地，人人都尊他是盖世英豪，要什么有什么，无人不服，无事不顺。突然遇到诸葛亮这样一个“多智近妖”的人物，看他不顺眼也是很正常的，尤其这个人还是自己的敌人。

所以在我看来，要说周瑜是被诸葛亮一下子气死的不太可信，但他争强好胜的性格，应该是相当伤身的。所以很有可能是长久以来心态不好积累下来的毛病，再加上身上原本就有的伤口，和强烈的情绪刺激，才导致他英年早逝。一代英豪就这样陨落了，实在是让人扼腕叹息。

实际上，大家都知道“天外有天，人外有人”，只有井底之蛙才相信自己是最厉害的。做人要有自信，但千万不能自负。我觉得自己的医术还不错，可我是最好的吗？这话我可不敢说，所以我还要一直学习、一直进取。我相信这才是更健康的心态。

虽然很多患者特别信赖我，经常会有患者说“董大夫，真是多亏了您”“董大夫，遇到您我真幸运”这样的话，但是，我也从来不会把自己太当回事。地球离了谁都照样转个不停，要是哪一天我看不了病了，患者们自然会有别的医生。你说是不是这个道理？

一方面，我们不能太把自己当回事，要承认自己肯定不是已经到了特别完美、再也没有上升空间的地步；另一方面，当别人不把我们当回事的时候，我们的心态也要放平和。我们知道自己的价值就好了，只要你有真正的自信，别人的贬低和褒奖，都不大会影响到你的心情。

俗话说得好："货比货得扔，人比人得死。"本来年终奖拿了一万块钱，挺开心的，回家跟媳妇邀功。可是媳妇撇撇嘴来了一句："听说人家隔壁老王拿了五万，你这一万有什么稀罕的。"你是不是心情瞬间就跌落低谷了？媳妇固然做得不对，但你自己其实也是可以避免出现负面情绪的。

如果你听了媳妇的话特别生气，说明你自己其实也是很介意这件事的。人生本来就是在做加减法，有得必有失，跟人计较一时的得失没啥意思。如果硬要比较的话，你永远都是吃亏的一方，因为人往往都是"身在福中不知福"，你在跟人比较时，老是看到自己不如别人的地方，常常忽视了自己的幸福。就像周瑜，他有一个那么漂亮的老婆，他是不是忘了跟诸葛亮比这一点?

有个清朝人叫石天基，他在《长生秘诀》中说："每遇不如意事，即将更盛者比之，心即坦然大乐矣。"说通俗点就是："他骑骏马我骑驴，仔细思量我不如，回头看见推车汉，上虽不足下有余。"就是这么个道理，你幸运，有比你还幸运的人。但你倒霉，也有比你更倒霉的人。能这样想，是有助于养生的。

你的介意，除了说明你心态还不够平和，也说明你格局还不够大。苏轼在《晁错论》中说："古之立大事者，不惟有超世之才，亦必有坚忍不拔之志。"要是你格局真的够大，就会有非常广阔的胸襟，度量宽宏，平和宁静，这才是人生处世的大智慧啊。

如果你老是忍不住非要跟人比较，那就记住一句话："弱者的思路是嫉妒，强者的出路是竞争。"如果你能把那种不甘心化作进取的动力，倒也算是好事一件。但如果不能，咱们还是不要天天给自己找不痛快了。

9_ 遇事戒怒，要学会自己劝自己

苏轼老先生在《留侯论》里说了一句话，我特别欣赏："古之所谓豪杰之士者，必有过人之节。人情有所不能忍者，匹夫见辱，拔剑而起，挺身而斗，此不足为勇也。天下有大勇者，猝然临之而不惊，无故加之而不怒。"

人生在世，总有那么一些让你不能忍的事。无端被羞辱的时候，拔剑而起跟那个人争斗，这样就算是勇敢了吗？不是的。这不是真正的勇敢。天下有大勇的人，那是"猝然临之而不惊，无故加之而不怒"的。

好一个"无故加之而不怒"，这才是真正的大勇气、大智慧。这样的人，不仅能成就一番大事业，而且也会有更加健康的身体。要是动不动就火冒三丈，天天拎着一把刀跟人拼命，那格局是不是也太小了点？肝火是不是也太旺了点？

有一次我跟朋友出去吃饭，稍微喝了点酒，回来不能开车。朋友的太太没喝酒，她开车送我回家。大北京的路况大家都知道，虽然已经是晚上八九点钟了，路上还是堵得一塌糊涂，汽车跟蜗牛似的一点一点爬着。

好不容易，前面的前面挪动了一点，腾出了一点空，可是紧挨着我们前面的那辆车没动，结果旁边车道的车就变道钻过去，跑到了我们前面。我当时心想，前车那哥们儿睡着了吧，或许还是新手？

我正在琢磨呢，突然就听到旁边的女司机猛地按了下喇叭，伴随着刺耳的喇叭声，是她的粗口："傻×，你没长眼睛啊！"这位太太刚才吃饭的时候温文尔雅，表现得挺有教养，怎么一下子跟变了个人似的？

坐在副驾的朋友可能觉得有点尴尬，略带责备地跟太太说："你瞧瞧你这暴脾气，平时脾气不是挺好的吗？怎么一开车就原形毕露了啊？"那位太太可能余怒未消，冲着老公嚷了一句："我这不是气不过吗？路都是被他们这些人堵的，浪费了别人多少时间啊。"

我接过话茬，半开玩笑地说："可不是嘛，简直就是谋财害命。但我们不能生气，我们一生气，这气大伤身啊，就真的被他们谋杀了。"

那位太太这时候也觉得不大好意思了，跟我说："是啊，我先生也老劝我，可我老是记不住。"

"你呀，得自己劝自己，别人劝你不行。你要是发发脾气心里畅快了，那也算是有点用，可是骂他们一顿也解不了气啊。而且你一怒，气血就往上冲了，怒能伤肝。要是老生气，这肝气非常容易旺，会伤身体的，还会让人老得更快。所以说生气不值得呢，这要是给你气出一脸斑、一身病，你找谁算账去啊？"

两口子都点头称是。年轻人可能没太有感觉，人过中年以后，你能很明显地感觉到身体状况的变化，再也不像年轻的时候那么经得起折腾了。所以我们中年人，通常还是比较爱惜身体的。要是真的把身体健康放心上，通常还是可以克制自己的。而年轻人，遇事就难戒怒。所以孔老夫子说："君子有三戒：少之时，血气未定，戒之在色；及其壮也，血气方刚，戒之在斗……"壮年时期，要特别注意莫跟人逞强斗勇。

就跟那则新闻似的，成都女司机被暴打，打人的司机车上还有老婆、孩子，我就不信他原本是满腔怒火的。就跟我这位朋友的太太似的，她原本心情也是不错的。但是遇到点事，就控制不了自己的情绪了，怒火一点就着。这背后，可能有长期累积的不满和压力，所以才招来了愤怒这个魔鬼。

要是我们总也控制不好情绪，由着自己的脾气耍性子，那么心中的戾气只会越来越重，形成恶性循环，不仅对身体、对心灵，乃至于对自己的事业，都是没有一点好处的。

前些天微博上看到一句话，觉得特别有道理，在这里分享给大家："越是一无是处一无所有的人，越是容易被激怒。随便一句话，就会暴跳如雷。如同墙头上的野草，一丝微风就能让它东倒西歪。反而那些很有成就的人，任凭外界流言蜚语或讥讽和嘲笑，他都会坚定地站在大地上，雷打不动。他有资格发脾气，但却能稳稳地控制住，这便是一个人的'可怕'之处。"

你想成为一个"可怕"的人，还是一个可笑的人呢？

为什么佛家把"嗔"列为"三毒"之一？就是因为"嗔心甚于猛火"，所以克服嗔心，是佛家修行的基本功夫。同时，它也是我们修身养性的基本要求。

下一次，当你控制不了怒火的时候，想想这句话："你因为一个人的无耻而愤怒的时候，要这样地问你自己：'那个无耻的人能不在这世界存在吗？'那是不能的。不可能的事不必要求。"这是古罗马的哲学家玛可斯·奥瑞利阿斯的话，可以经常拿来劝自己。

10_降降肝火消消气，学会先问自己三个问题

刚才我们说了，遇到事情要戒怒，多劝劝自己。劝自己什么呢？多劝自己爱惜身体，降降肝火消消气。因为这时候别人劝你，往往是火上浇油，你还是得靠自己去平息怒火。

在你达到“戒怒”这个境界之前，如果生气了，可以试着问自己三个问题，第一个是“我在气什么？”第二个是“值得吗？”第三个是“有没有更好的方法？”不管这三个问题的答案是什么，等你想完这些问题，其实就已经安全度过了最愤怒的那个时刻。可能你还余怒未消，但已经不那么严重了。

如果问完这三个问题，你还是很生气，那我建议你，尽可能马上离开惹你生气的人，或者生气的现场，找一个知心的亲朋好友或者像我这样的人倾诉。如果找不到人倾诉，可以听听自己喜欢的歌曲，看看喜欢的电影，总之就是做自己喜欢的事情，转移注意力。一般情况下，只要你不是陷在负面情绪里，时间都是有用的。

有一个周末，一个患者进门带着满脸怒气，我就没着急问他身体哪里不适，先跟他聊了聊天：“难得这么好的天儿，可以大口大口呼吸新鲜空气，你

怎么还不大乐意？”

他知道我在开玩笑，就跟我发牢骚：“你不知道，我来这里之前，先去了趟银行。本来周末银行人就多，我就早早赶过去了，还没等它开门就排上队。可是门一开，好多人冲上前去取号。我又不爱跟人抢，结果拿到号的时候，前面已经有十几个人排队了。

“我心想，十几个人，也还行，等等吧。可是不知道大家办业务怎么那么慢，十几分钟都不叫一个号。等啊等，好不容易轮到我了，一个老太太径直走到窗口，跟我说她岁数大了，让我这个年轻人让让她。我不是不尊老，可是凭什么我排了半天队，她就能插队？而且她一退休老太太，工作日不跑出来办业务，非得星期天跑出来？

“虽然满心不乐意，可我毕竟受过那么多年教育，拉不下脸来说她，她都那么大年纪了。我就只好等着。可是她那个磨叽啊，二十分钟了还没好。眼看我赶不上跟您预约的时间了，没办法，就赶过来了。您说说，我这是不是起个大早赶个晚集，啥事也没办成，给自己惹了一肚子气。”

我一直听他说着，看他讲完了，也没说什么，递了一面镜子过去。镜子里的他，眉头紧锁，脸红脖子粗的。他看到以后，露出了惊讶的表情，可能他自己也不知道，生气的时候，自己的面容会变得丑陋吧。所以放下镜子的时候，他的脸色好多了。

我就从这个话题跟他谈起，讲应该怎么爱惜身体。还把一开始提到的那三个问题讲给他听，他连连点头表示赞同。

其实，让自己生气不爽的那些事，真正有多少是因为别人？有句话说得好“人最大的痛苦是对自身无能的愤怒”。要是一只小蚂蚁爬到了你手上，你会对它特别愤怒吗？你轻而易举就可以把它消灭，所以你不会愤怒。但是对于我们不能掌控的事情，以及我们不能影响的人，你就可能愤怒。

让你大动肝火的事，很多时候是出于你的执念。你自己的理念得不到别人的认可，可是别人又有人家的自由，你又干涉不了，所以就生气。

多年前，我有一次去一位多年不见面的初中同学家里去探望。虽说我们上学时候关系不错，但后来我去了部队，大家联系比较少。那时候，他在商界已经比较知名，每天很忙，找他办事的人也很多。我原本以为自己会受到热情款待，没想到到了那里以后，他没那么热情，我心里顿时不舒服了，有一种被轻慢的感觉，坐了片刻就匆匆离去。

有那么一瞬间，我心里是有点生气的，觉得这个人不必再来往。但后来再转念一想，也就释然了。自己觉得被冷落，不过是自作多情罢了，怪不了别人。再说，每个人都有自己的待客之道，不能要求别人跟我一样。

随着年岁越来越大，随着见到因为爱生气而伤了身体的人越来越多，我越发真切地感受到，生气发怒是自己跟自己过不去。人这一生，生死之外无大事。没有什么事比自己身体还重要，气坏了身子算谁的？

有一阵子，我想要生气的时候，会去看一部纪录片，叫《旅行到宇宙边缘》。看看那恢宏的场面，想想人连沧海一粟都算不上，你就会觉得特别感恩，心里充满了敬畏。我们能活在这个世界上，已经是奇迹了，珍惜这有限的生命还来不及，怎么舍得用负向情绪来毁了它呢？所以人啊，多想想宇宙的浩瀚和人类的渺小，自己那点烦心事又能算得了什么啊！

◎ 肝气郁结肝火大，吃对食物病全消

现在大家应该已经知道了，暴怒发火会伤肝，而肝火大又会让人脾气不好，它们是相互影响的。所以，一方面，养好肝，对于控制怒火很有好处；另一方面，万一你一不小心没忍住，暴脾气上来，发了一通火以后，也要安抚一下肝脏，好好养养它。

日常生活中，养护脏腑最安全也最方便的办法，得数食疗了。虽然它可能见效没药物那么快，需要我们多坚持，但是安全啊，而且你每天都得吃东西，了解一下吃哪些食物对哪些症状有好处，根据自己的身体状况，适当多吃这些食物就好了，也省得你每天为买什么菜发愁。

现在，我们就来看看肝脏喜欢哪些食物。根据中医五行理论，“青色入肝经”，我们的肝最喜爱绿色，想要保护好它，大家不妨多吃一些绿叶蔬菜和水果，比如西蓝花、菠菜、青苹果等，它们有益于肝气循环、代谢，还能消除疲劳、舒缓肝郁。

当然，不同的症状，所对应的食疗方法也不一样。就情绪方面出现的问题来说，跟肝脏有关的，主要是肝火大和肝气郁结这两种，我们分别看看它们各

自应该怎样食疗：

1. 肝火过旺

肝火过旺这个症状，大家应该都不陌生，因为它特别常见。虽说它不是什么严重的疾病，主要是肝脏气血调节出了问题。但是真遇上了也挺难受的，还让人容易发脾气。所以，我们可以自我诊断一下，一发现自己肝火过旺，就赶紧调理一下。

一般来说，口干舌燥、口苦、口臭、睡眠不稳定、身体闷热、排便不畅或大便黏腻，嘴唇红、干、裂，舌苔增厚等，都可能是“肝火”的症状。但实际上，它们虽然一定是上火的症状，但不一定都是由肝火引起的，心火上炎也会出现这些症状。

想要判断到底是不是肝火过旺，除了上面的症状以外，还可以看看自己有没有胁痛、面红目赤、急躁易怒的症状。如果是女性，肝火旺盛的时候，还可能会乳房胀痛。

如果肝火旺盛，日常生活我们可以多吃寒性、凉性的食物，它们可以清肝泻热。比如：大米、大麦、小麦、绿豆、杏仁、薏米、莲子、荞麦、红小豆、黄豆、冬瓜、丝瓜、苦瓜、芹菜、茄子、绿豆芽、黄豆芽、黄花菜、油菜、菠菜、白菜、包心菜、柚子等凉性食物，以及李子、青梅、山楂等偏酸的食物，和猪肝、鸡肝等养肝的食物。为了预防肝火上炎，我们还可以用简单的中药调理，比如夏枯草、桑叶、菊花或金银花、绵茵陈等。

我们应该不吃或者少吃温性、热性食物，辛辣、煎炸、烧烤、油腻的食物都要少吃，它们容易上火，比如核桃、板栗、燕麦、糯米、松子、红米、黑米、石榴、桂圆、橘子、菠萝、荔枝、香菇、红薯、羊肉等。同时，蒜、葱、姜、辣椒、花椒、胡椒等作料也要少吃，以免加重肝火。

2. 肝气郁结

肝火过旺会让你脾气变大，时不时就爆发，而肝气郁结则相反，你的表现是不冲人发脾气，而是专给自己添堵，啥不痛快都放在心里。这样下去，心里那么多别扭，身体能好吗？

在中医看来，肝是调节人体气机的，如果气机不畅，气就会在体内运行受阻，这个时候，哪里受阻哪里就会生病。由于肝经循行于胸胁，所以胸胁气滞就会出现胁肋疼痛的现象。如果是女性，还会乳房胀痛；如果是心胸气滞，就会有喜欢叹气的现象。这时候你会发现，叹一口气，气郁就会缓解，胸闷感觉就会减轻；如果气郁结在咽喉的部位，还会出现喉咙有异物而且咳又咳不出来的症状；如果气郁结在头部，会出现头痛、头晕等症状。

一般来说，心情烦躁、精神抑郁、睡眠不安、不思饮食、多愁善虑、沉闷欲哭、嗳气叹息、胸胁胀闷等都是肝气郁结的症状。由于肝气郁结的症状以女性居多，所以我们着重来看一下：

如果是20岁以前的花季少女，肝气郁结时，常表现为月经不调、痛经、月经前烦躁不安、脸上长痘痘；

如果是20～35岁的女性，肝气郁结时，会表现出月经不调、痛经、月经前烦躁、经前小腹和乳房胀痛及肿块、胁痛、乳腺增生、皮肤粗糙、易怒、脸上长痘痘等症状；

如果是35～50岁的女性，肝气郁结时，会烦躁、爱发脾气、焦虑、消沉、头晕、失眠、忧虑、心情失落，严重者还会出现闭经情况等症状；

如果是更年期女性，肝气郁结时，常表现为烦燥易怒、爱发无名火、精神紧张焦虑、心慌气乱，头晕；

对于60岁以上的女性，则常表现为衰老迅速，心情失落，忧虑，焦躁不安、失眠多梦。

肝气郁结的时候，我们在日常饮食中，可以适当多吃一些疏肝理气的食物，比如：大麦、荞麦、栗子、芹菜、茴香、茼蒿、包心菜、韭菜、洋葱、香椿、香菜、春笋、西红柿、萝卜、胡萝卜、山药、蘑菇、银耳、香蕉、橙子、柚子、柑橘、香橼、佛手等。还可适量饮用菊花茶、薄荷茶、茉莉花、玫瑰花、合欢茶等花茶。

对于肝气郁结的人来说，由于体内气机郁结而不舒畅，所以应该少吃酸涩之物，比如乌梅、泡菜、石榴、青梅、杨梅、草莓、杨桃、酸枣、李子、柠檬等，也不能多吃冰冷食品，如雪糕、冰激淋、冰冻饮料等。

第三章
思：有种心病就叫“想太多”

很多人都知道发怒不好，但“想太多”也是种心病，恐怕你没有意识到吧？这不仅是一种心病，还能让人真的生病。中医说“过思则伤脾”，不是说我们就不能思考了，要是有点心事或者偶尔思考一些事，对身体没什么影响。但是过度思考就不行了，“思则气结”，会影响我们体内气机的正常运行。所以，大家日常生活中也不要太敏感多疑了，遇到“百思不得其解”的事情，可以暂时放一放，免得气结。

1_ 思伤脾，脾统血，气血不足百病生

在五志和五脏的对应关系中，怒对应的是肝脏，前面我们已经讲过了。现在我们来看看“思”，它对应的是脾脏，“脾在志为思，过思则伤脾”。

有人会说，“思”不是挺好的吗？思念、思考，全都是非常正面的情绪啊。的确，跟怒相比，思显得更健康一些。但大家要注意，我们这里说的“思”是指思虑过度，重点在“过”字上。这个“过”，不仅仅是程度上的轻重，还包括时间上的长短。这样一算的话，其实很多人天天都在伤脾。这方面的例子着实不少，我给大家举一个典型的。

有一次，一对中年夫妻一起走进诊室，说他们俩都要看病，而且症状差不多。这对中年夫妻年龄比我略长，我看了看，俩人都面容憔悴、神疲力乏。问了问，俩人食欲很差，有明显的气短、郁闷不舒等表现。显然，这是脾虚。就问他们是一直这样，还是最近才出现的。

夫妻俩意见很一致，说自从儿子娶了媳妇，他们就天天茶不思饭不想了。我说：“娶媳妇这是好事啊，你们怎么还不乐意了，怎么了，舍不得儿子啊？”

丈夫没说话，妻子开口了：“董大夫，我也不怕您笑话。我们家儿子，大

专毕业，年近三十了，也没什么出息，年年都换工作，工资也就刚好能养活自己，有点余钱就跑出去玩。可是他找了个媳妇，那姑娘人长得漂亮不说，还是名牌大学毕业，工资比我们家儿子高上一大截，结婚也没跟我们家要嫁妆。这么好的事怎么会让我们遇上呢？她是不是图我们家什么呀？我们家也没钱，就现在住的这一套房子，你说，她是不是图我儿子有北京户口啊？”

听完她连珠炮似的说完，我笑着跟他们说：“咳，我当有什么事呢，你们这是想太多了，也是对儿子没信心，对姑娘不尊重。你们就这么不相信自己儿子的人格魅力？且不说俩人是不是真爱，就说你们担心的这事吧，你们自己查查政策去，姑娘跟你们家儿子结婚了也不会有北京户口啊，要有那也得十几年以后了，你们还怕那时候他们抛弃你儿子不成？”

他们说自己也这样想过，但还是不放心，老觉得心里不踏实，觉得这么好的事不可能让自己遇上。我又问他们：“你们这么担心，儿子知不知道？”他们说知道。我问他们儿子是什么态度，他们吞吞吐吐说：“儿子说我们是神经病，让我们不要挑拨他们俩的感情。”

我说：“瞧瞧，你们这是典型的出力不讨好啊！儿子都三十了，不是小孩子，他不着急，人家两口子感情挺好的，你们操什么心呢？不仅落埋怨，还伤身体啊，你们两口子都脾虚，我可以帮你们调理。但你们要是还天天瞎担心，那可就谁都帮不了你们了。说难听点，退一万步讲，要是儿媳妇真是另有所图，你们不得硬硬朗朗地活着，免得儿子被骗啊？大大这样担心，想再多也没用不是？”

我把话都说得这分儿上了，俩人忍不住点头，我也不知道是不是最后一句才触动了他们。但不管怎样，他们是听进去了。我又给他们用药物调理脾胃，眼看着他们接下来的日子一天天见好。

后来又过了几个月，有一天两口子喜气洋洋地跑过来，专门给我报喜，说儿媳妇刚生了个大胖小子，俩人抱着孙子高兴得合不拢嘴，再也不提什么别有用心的事了。

很多人都跟这两口子一样，爱瞎操心，担心一些根本不会发生的事情。除了给自己添堵，给脾脏带来负担，还有什么用呢？伤了脾胃，那可不仅仅是吃不下饭的问题。

中医认为，脾是后天之本，后天的营养物质是来源于脾的运化，如果脾胃虚弱，整个肌体的营养状况就会差，会导致很多常见问题，比如经常感冒、咳嗽、厌食、汗多、大便干燥或腹泻。这还没完，这只是直接症状，如果脾胃长期虚弱，那问题就更大了。

一个人想要健康，一个是要有充足的气血，另一个是要有畅通的经络。经络我们这里不多说，只讲讲气血。简单来说，气为阳，血为阴。如果人是一辆小汽车，那血就是汽油，而气是发动机，它们为人体各种活动提供动力支持。

血和气是相互影响的，所以一般来说，气病必及血，血病亦及气。如果血虚，也就是身体里面的血总量不够，还容易导致气弱，这就成了气血双虚，这会让脏腑组织的功能减退。因为作为人体各种活动的动力，气血病变必然影响到脏腑。为什么人突然大量失血会死亡呢？就是因为大量失血的时候气随血脱，消散得太多了，就会出现阴阳离决，人也就死了。

所以我们说，气血是不是充盈，对身体的健康是非常重要的。而“脾统血”，脾胃是气血生化的源泉，如果脾胃受损，会影响到化生血液的功能。除此之外，《难经·四十二难》说“（脾）主裹血，温五脏”，它还有统摄血液在经脉之中流行、防止它逸出脉外的功能，所以叫“裹”血。如果脾虚，除了容易血虚，还容易引起各种出血疾患。所以啊，大家对脾脏的健康一旦要重视起来，别老用过多的思虑去伤害它。

2_ 思前想后，心力交瘁当心过劳

要说起心力交瘁把自己累到死的人，最有名的肯定得数诸葛亮了。在《三国演义》中，他简直是一个完美的人物。刚刚20岁，就精通政治、军事、经济、外交、医理、天文、地理、科技等学问，这让我辈多么汗颜。不仅学问大，他还品德高，一篇《诫子书》流传至今。

按说，秉持“淡泊以明志，宁静以致远”的信念，应该是非常有利于养生的，可是孔明活得并不长，只活了54岁。他知识那么丰富，精通医理，该怎么养生不会不知道。算来算去，真被他自己一语成谶，“鞠躬尽瘁死而后已”，他是被自己累死的。

当然，说他是累死的肯定不够准确，从医学角度科学地来看，他早逝肯定有多方面原因，但毫无疑问，巨大的心理压力是其中非常重要的，甚至是最为重要的一点。作为军师，大事小情都装在心里，《三国演义》第八十七回中说：“……诸葛丞相在成都，事无大小，皆亲自从公决断。”他就是思虑过多，操劳过度，所以心力交瘁，健康极度受损。

尤其是刘备死后，他“受任于败军之际，奉命于危难之间”。在那个敏感的位置上，为了把事情做得周全，必然得更加小心翼翼的。所以他严格要求自己的子侄辈，不因为自己位高权重而对他们特殊对待。所以，他派侄儿诸葛乔跟诸将子弟一起，率兵在深山险谷中转运军粮。这背后，必然有各种如何保得全家周全的思虑。

马谡失街亭后，他引咎自责，更加兢兢业业，事必躬亲。“丞相夙兴夜寐，罚二十以上皆亲览焉。所啖之食，日不过数升。”引用他的敌人司马懿的一句话：“食少事烦，其能久乎？”翻译成大白话就是，吃得少、烦心事多，难道能活得长久吗？果然，这种局面没持续多久，孔明的身体很快就吃不消了。

至于他的敌人司马懿，虽然也多疑，但曹操那里人才多啊，大家可能有感觉，司马懿的才能早期似乎一直被埋没，所以没有得到重用。他肯定也要思虑，要有各种算计，但不会像孔明一样需要操那么多心。所以他活了73岁，足足比孔明多活了将近二十年。

大家可能会说，诸葛亮那是小说中的人物，现实生活中不至于。大家还真别说，我们生活的这个年代，像孔明那样心身疲劳的人太多了，可能是竞争太激烈、生活压力太大吧，大家活得都不容易，于是精神紧张、心力交瘁的人真是不胜枚举。

新闻上那些过劳死的，哪个也不是农民工对不对？全都是脑力劳动者，而且基本上都是“白骨精”（白领、骨干、精英）。而且，大家看看那些搞研究的，几乎没有一个胖的。为什么呢？这跟思虑过多伤脾胃有关系。

大家经过建筑工地的时候，能看到那些干体力活的工人，他们干的活通常比较机械，靠体力，不用多想。吃饭的时候，哪怕是清水煮白菜也吃得很开心，大家都是狼吞虎咽的，吃得特别香。那胃口，真让人羡慕。很多脑力劳动者，恐怕是好久都没有这么好的胃口了吧？

其中一个很大的原因，就是“思伤脾”。《素问·举痛论》中说：“思则心有所存，神有所归，正气留而不行，故气结矣。”这也就是我们中医常说的“思则气结”，如果一个人思虑太多，精神过度集中在某些事情上，就会让体内的正气停留在某些地方，不能正常运行。那么，发动机出问题了，脾的功能当然也会受影响，脾气郁结，运化失健，肯定吃东西不香，也容易消化不良。

所以，大家应该都有经验，遇上特棘手的事时，辗转反侧或者苦思冥想的时候，吃东西那真是味同嚼蜡，根本不知道食物是什么味道。

最典型的就是我们常说的“相思病”了。姑娘爱上一个小伙子，可是家里不同意，死活不让他们见面，姑娘就会天天茶不思饭不想，人很快就变瘦了。这就是思虑过度伤了脾胃，所以吃不下，即便吃下了也不会消化。

还有，很多孩子考试之前也吃不好、睡不香，也是同样道理。因为中医的这个“思”是非常广义的，不仅只有用大脑思考、想问题才算是“思”，它还包括精神上的高度集中。特别专注，那也是一种“思”。

不管孩子有多皮、学习好不好，或多或少都是害怕考试的。考试之前，要么格外刻苦，要么格外担心，所以思虑往往比平时要多，容易伤了脾胃。所以，我老是跟家长们说，孩子高考之前，你除了给他补充营养、补脑以外，还得给他们健脾，要不然吃了也消化不好。

3_ 思虑过多的女人妇科也不会好

关于思虑这个问题，我觉得有一句话说得特别好：“思虑太少会失去做人的尊严，思虑太多会失去做人的乐趣。”我们传统文化一向讲究“中正平和”“过犹不及”，中医当然也不例外，很多疾病都是因为阴阳失衡，很多治病的原则也就是为了重新求得平衡。所以，日常生活中，不管我们做什么事，都要讲求一个“度”。

刚才我们讲了“思伤脾”，而“脾统血”，气血出问题了，什么毛病都有可能有。虽然思虑过多主要伤的是脾脏，但“思则气结”，脾运化不好引起的气结，会导致大家感觉腹部胀满，所以没什么胃口，消化也不好。这就容易出现气血不足、四肢乏力的症状，形成气郁。进一步发展下去，就是血瘀、痰瘀。然后就会引起女性月经提前、延后，甚至闭经。月经其实是女性身体健康状况的一个重要信号，月经的不正常，代表身体状况异常，各种妇科病可能已经在慢慢形成中。

不过根据我的经验，很多女性对妇科病没有常识，对月经也不重视，很多人还觉得“不来了好，省心”。这种想法肯定是大错特错的，卵巢、子宫等器官一旦受伤，女人不仅会迅速变成黄脸婆，而且，各种严重的妇科疾病，从炎症到癌症，什么都可能出现。所以，对于这个问题，广大女性朋友要引起足够重视。

在我的患者里，专门来看妇科的人不多，所以我说很多人不重视这个问题，因为实际上，这个问题非常普遍。基本上，很多女性都是来看别的疾病，然后我发现她们应该在妇科方面也有毛病。一问，果真是，她们这才会调理。

有一次，一个穿着打扮非常时尚干练的中年女性来到我的诊所，说自己睡眠不好，看我能不能给调理一下。我问完之后断定她脾虚、肾虚、妇科也不好，她说是的，月经经常不准时，有时候俩仨月才来一次，还经常痛经。我说你这肯定是要多方调理的，除了吃中药，日常生活中也要多注意，家庭琐事之类的要少操心，好好养养脾胃。

然后她告诉我：“不瞒您说，这些年来一直忙工作，我还是单身，所以也没什么家务事好操心的。”我说工作上的事情也是一样，肯定得想，但也别太过了，身体垮了，这个牺牲太大。

她就跟我讲自己的难处，说自己是一家央企的中层领导。本来央企里面人事关系就复杂，自己又是女性，说话办事要比别人更谨慎几分。自己性格又要强，凡事都不想落后，下属里面混日子的人又多，有些关系户简直就是小祖宗，别说赶他们走了，根本就不能得罪。可是工作还是要开展的，交给他们干不放心，只能自己一个人当成好几个人使，忙得焦头烂额，天天只恨分身乏术。

我跟她开玩笑：“领导不是只需要动动嘴就可以吗？你怎么把自己弄得那么累？”虽然是半开玩笑，但其实我是认真的。做领导的，要是跟孔明一样，啥事都自己揽着，你不累病谁累病？很多当领导的都有这个毛病，事必躬亲。而且他们还老是认为自己迫不得已，没办法啊，自己总能把事情做得又快又好，可是那些下属能力有限，怎么做都不能让人放心，与其给他们收拾烂摊子，还不如自己干。

结果呢？结果把他们自己累得要死，也落不了好。因为你是管理者，对你来说最重要的管理能力。所以虽然他们日理万机、思虑太过以至于身体都伤了，可下属却在抱怨他们不给机会，领导也不看好他们的管理能力。

这些道理，我都跟那位女士探讨了，其实她自己也很能理解，就是做不到。最后我跟她说了一句：“我听说，如果一个人不想一辈子都做最基层的工作，就要学会指派和授权。我们医生这是没办法，必须自己接诊，看病总不能交给徒弟。但你看，我会给大家瞧病、开药方，可是抓药的事情我就不去亲自做，不是它不重要，是我的时间应该花在更有价值的地方。您说是不是这个理儿？”

她像是有所触动的样子，谁也不想出力不讨好，更何况，事实已经证明她那样操心的效果并不好，倒不如省点心，把时间和精力花在该花的地方。这样做，才是对前途和健康更负责任的做法。

后来，这位女士有时间就会来挂个我的号，一方面，是可经常根据她的身体状况调整用药；另一方面，她说喜欢跟我聊天，我对人生很多问题看得特别透彻，很多道理让她醒悟。

可能是生老病死、人间疾苦看多了吧，我们医生对很多事情会看得更开、看得更淡，如果能帮上大家，为大家解开一些心结，那就再好不过了。

两千多年前，雅典政治家伯利克里就给出了忠告："请注意啊！先生们，我们太多地纠缠于一些小事了！"我想说，女士们，我们太多地纠缠于一些小事了，不管是工作还是生活，都有千头万绪的事情要处理，都得花心思。但大家一定要告诫自己，谨防思虑过多。

4_ 多疑，既伤关系，又伤身体

一提起多疑，很多人可能脑海中会浮现出一个偷偷翻看老公电话的女人形象，其实这个多疑，既可能发生在夫妻之间，也可能出现在任何人身上。

我有一同事，那天特郁闷地跟我闲聊，说母亲年岁大了，自己又不能在身边照顾，就给她请了个保姆。按说这是好事啊，可是没有保姆还消停点，有了保姆以后，母亲三天两头跟他说保姆偷东西。一开始，他们都相信，就换保姆。

可是，眼看这都换了两三个保姆了，新来的这个，没出一周，老母亲又说人家偷东西。这下大家心里就犯嘀咕了："这都第四个了，怎么个个都偷东西，没这么邪门吧？好歹也是正规家政公司请来的，哪儿有那么多小偷啊？”

于是他就问母亲，到底丢了什么东西，老太太支支吾吾说不上来，就说感觉家里少东西了。还说保姆老在冰箱旁边晃悠，感觉冰箱里的食物少了，肯定是保姆偷吃了。他就觉得特别无语，老太太这是怎么回事啊，以前没发现她有这个毛病啊，现在怎么无端就怀疑人家啊。怎么跟她说都不听，倔得很。

“你说，平时就她跟保姆在家，她老怀疑人家，肯定对人家态度好不到哪儿去。人都是将心比心的，她们要是关系不好，这我们怎么能放心得下啊？”

这个问题不止我同事遇上了，它还是挺常见的，多疑是老年人很常见的一个毛病，有生理上的原因，也有交际圈的原因。很多老人不习惯退休后的生活，觉得自己“没用”，就越来越敏感、多疑。如果年轻的时候多心，老了之后就有可能变成多疑。

怎么办呢？很多老人比年轻人更敏感，对于这种没有根据的多疑，大家也不能硬碰硬，话说重了会伤害老人的感情，比较好的办法是找一些活动让老人转移注意力。所谓“闲则生事”，他们忙起来，生活充实了，也就会少一些思虑，对身体也更好。

其实我这同事还好，老母亲只是怀疑保姆，我还遇到过不少婆婆怀疑儿子、儿媳妇的。比如，孩子、媳妇下班很累，一句话都不想说，老人就觉得自己是不是碍眼了，所以不给自己好脸色；要是夫妻俩在非睡觉时间关起门来讨论事情，老人就觉得有事瞒着自己，或者是媳妇在说自己坏话。常常是一点小事，就让他们猜忌很久。而且他们还老是把这些放在心里，不仅折磨自己的心灵和身体，也严重影响了家庭的氛围。

除了老人之外，很多青壮年人也有多疑的毛病，出于性格原因的，比如曹操那种类型的。但更多的，可能是因为心病。比如，很多做丈夫的，会特别烦妻子的无端猜疑。可能一开始，他们还愿意跟妻子耐心解释，但类似的事情发生多了，他们可能会选择沉默或者冷战。结果呢，这种态度会被妻子认为是

“心虚”，就更加多疑了。

我的患者里，很多身体状况不好的女性，家庭生活都不是很幸福，要么是夫妻关系紧张，要么是婆媳关系恶劣，以至于她们在家里也不能放松，总是要想东想西，丈夫晚归几小时，马上怀疑他是否有第三者；婆婆叫住丈夫说话，就怀疑她是不是说自己坏话……长年累月这样多疑，那种不安和焦虑，脸上是能看出来的。

对于这些女性，我常常会劝她们，天天紧张不安，最终的结果只能是让自己心理崩溃，然后寝食不安、食欲不振，还会营养不良、老得更快。再说了，这样做，多影响家庭关系啊，越是怀疑，越容易出现恶性循环。

别看我说的是女性，大家就觉得男性没这个毛病。男士除了也猜疑妻子对自己是不是忠诚以外，还很容易在工作场合多疑。办公室里发生一些不愉快的事情，他们会强行与自己联系起来。上司脸色不好，他们就会担心自己有什么地方做得不对；同事在一边小声闲聊，他们就会疑心是不是在议论自己……

为什么会出现这些现象呢？其实很多人的多疑，根源都是缺乏自信，或者没有安全感。越是喜欢猜疑的人，越没有安全感。别看他可能拥有很多名利财富，但是骨子里是脆弱的，所以才会那么多疑。这种长久以来的多疑习惯，使得他们有意无意地喜欢去搜集“证据”。

大家知道，生活中的很多事情，你从不同角度看，会得出不同的结论。假如你戴着有色眼镜去看人，总会被你挑出毛病来的。所以，多疑的人仿佛老能找出证据，证明自己的怀疑不是无中生有。结果，这恶性循环就形成了。

这个问题怎么破呢？我觉得，一方面，得增强自信心。你相信自己，就不会那么在意别人的看法，不会因为别人的一个眼神想东想西想上半天。另一方面，也要多跟人沟通，不要什么事都放在心里，自己瞎琢磨。尤其是亲近的人，大家把话说开了，可能你会发现根本就是一场误会。如果你们的沟通质量高，大家的关系就会越来越融洽，心情也越来越舒畅，那样多好啊。

5_ 太过敏感没必要，心肾不交易失眠

敏感这东西，既是一种天赋，也是一种诅咒。因为比别人敏感，所以你可以在细节方面做得更好；但同样因为敏感，你的情志可能更容易受伤。

如果你是一个太过敏感的人，总是思虑过多，那么“想你想得睡不着”这种事情，还是极有可能发生的。有一本叫《十二时无病法》的古书中，说了这样一段话：“郑汉奉曰：‘思虑之害，甚于酒色。思虑多则心火上炎，火炎则肾水下涸，心肾不交，人理绝矣。’故少思以宁心，更阑方就寝。”

意思大致是说，如果一个人心事重、思虑多，危害比酒色还严重。如果思虑太多，就会让心火上炎，肾水下行，就形成了一个心肾分离的象。结果就是到了晚上想睡睡不着，白天又特别疲倦，两腿发沉。这种失眠是很难治疗的，你吃安眠药那只能管一时。

因为失眠来找我调理的人，这么些年来从来都不少。大家应该知道，我们中医治疗疾病的时候，是不大看病名的，主要是根据症状。根据你的主要症状，然后再结合你身体的具体情况，给你进行整体的调理，而不是头痛医头脚痛医脚。

所以，很多人跟我说自己失眠的时候，我会问他们日常生活习惯，并且还要根据聊天时候对方的表现，大致判断他们的性情。望闻问切得出的信息综合在一起，才能开出真正适合这个人的方子。

根据我的经验，绝大多数的失眠都跟“爱想事情”有关，刚才我们讲了，思虑过多导致心肾不交是一方面。另一方面，思伤脾，脾胃密切相关，“胃不和则卧不安”。中医有种说法叫“中焦受气”，脾胃就是中焦，如果气在中焦受到阻隔，阳气不能上输于脑，就会出现失眠。

失眠是一件很难受的事，躺在床上翻来覆去睡不着，就乱七八糟地想事情，越想越睡不着。到了白天，无精打采的，既影响身体也影响工作，实在是有百害而无一利。

该怎么办呢？如果你是一个心思重、特敏感的人，不管现在有没有失眠，都要试着让自己的神经粗线条一点。

有的患者跟我说：“我身材比较胖，在商场里看上一件衣服想要试穿的时候，如果售货员说‘没有你要的尺码’，我心情马上会变得很差。”

有的患者说：“我也觉得自己挺小心眼的，老公情人节送了我一套性感的衣服，我就会想，他是不是嫌我平时的衣服太过保守？还是他看到别的女的穿这种衣服好看？老公要是夸我的新发型漂亮时，我就会觉得，他是不是一直不喜欢我以前的发型？有时候自己想想也不应该，可我就是这么敏感，天天为一些鸡毛蒜皮的小事烦心。”在我看来，这不是鸡毛蒜皮的小事，根本就是无中生有的事。

还有个患者跟我说：“我特别讨厌一个字的回复。比如‘好’‘嗯’‘行’，看到这些字眼我就会犯嘀咕，特别不安。我会想，他们是不是不大乐意，还是不想理我？怎么回答得这么冷淡……然后就会想上很多，自己也觉得特累。”

这种情绪，其实与其说是讨厌，不如说是害怕。人都希望得到别人肯定、热情的回应，当我们这个执念很深的时候，别人的回应随时都可以伤害到我们。因为在你心里，字数越多说明越热情，可是别人不一定这样想啊。后来我想开了，凭什么要求别人跟我有同样的认知呢？我又何必要把自己的喜怒交给别人来决定？

所以我就特理解地跟他说："你是不是特别喜欢分析人？你相信事出必有因，你会思考每个人的每一个举动背后的意义，包括你自己。你是不是乐此不疲地从每件事中寻找意义？比如，对面的同事跟你说话的时候，眼神没有跟你直视，你就会想这是为什么？上司给你交代任务的时候，移开目光的速度有点太快了，你又会想这是什么意思？"

他跟遇到知己了一样地连连点头，我接着说："这说明你是一名过度思考者。有时候它会帮你，但更多时候会消耗你。其实，并不是所有东西都有什么内在的含义，除了你附加上的。我看你应该是个读书人，可以考虑看看休谟的哲学。"患者当即表示特别佩服，后来还时不时地跟我联系，讨论他的学习心得。

还有患者跟我说："您帮我好好调理调理吧，这痘痘长了好多年，影响形象就不说了。别人只要开关于皮肤、痘坑的玩笑，我就觉得在说我。有几回当场就拉下脸了，大家闹得不欢而散。其实我也不想这样，可就是控制不了自己。"

说控制不了自己是假的，只要你能改变自己的思维方式，就没问题。何必要以最大的恶意来看待别人呢？又何苦对自己那么没信心呢？大家可以看到，敏感的人往往会把事情往坏的方面去想，不管是自我评价，还是事情的走向，他们都更加悲观。所以，培养一种积极的思维模式，学会自我赞扬，一切问题就迎刃而解了。

一个敏感的人，要善于利用这种天赋，用敏锐的知觉洞悉真相，但过犹不及，如果你能做到不沉溺于因敏感而来的负面情绪中，而是考虑如何在为人处世方面更得体成熟，这才是更妥当的做法吧，于身于心都更健康。

6_遇事要思考，但不要想太多

有一天晚上，应朋友之约赴宴，挨着我坐的那个姑娘，是其中一位朋友的女儿。从刚进屋，就一副闷闷不乐、若有所思的样子。不止我看出来了，显然她爸爸也看到了。所以过了一会儿，他就跟姑娘说："是不是有什么心事啊？给你董叔叔说说，他不仅给人看病，还是大家公认的心理医生，没有他解决不了的难题。"

当然，他是在开玩笑。不过我经常开解大家，给他们化解心病，这在朋友中间是出了名的。姑娘犹豫了一下，开口了："那董叔叔麻烦您了，我还真有件事不知道自己做得对不对，您帮我听听看。"

原来，这位姑娘今年刚毕业，去了一所学校做老师，那些天正在办各种手续。那天上午，她去校长办公室签字，签完字以后刚想走，另一位老师拿了份材料进去了。那个老师已经怀孕好几个月了，她把材料递给校长，说能不能找别的老师帮忙送一下，要走挺远一段路的，自己大着肚子不方便。

姑娘的第一反应是说："我去吧。"毕竟她已经算是这所学校的一员了，而且自己正好撞见了，跑趟腿是多么顺理成章的事情。但是她又转念一想：

“算了，谁知道有没有专门负责这件事的老师呢？而且我太积极了这位女老师会不会觉得我爱表现？我对这个学校还不太熟悉，哪儿跟哪儿都分不清，又是个路痴，别耽误了人家的事。”所以，她就没说话。

当时校长抬头看了看她，似乎想说什么，但是没有开口。然后拿起了办公室电话，拨了号叫人过来取材料、送材料。

事情就是这么个过程，姑娘离开校长办公室以后就想：“我是不是做得不对？校长是不是本来想让我去送的？我是不是在他面前留下了坏印象？他一定以为我又懒又自私，不肯乐于助人？这还没正式开始工作呢，就给校长留下了这么糟糕的印象，以后的日子会不会很难过啊？”于是就一直想啊想，想到了晚上。

听她讲完整件事，在场的几位叔叔伯伯纷纷开口了，意见都比较一致，大意是：“小姑娘以后要注意，关键是个态度。以后再遇上这种事，你争着抢着去帮忙就是了，先把好印象给人留下。至于你做得怎样，那是其次啦。”

而我却说：“姑娘你以后遇事要思考，但不能想太多。就像今天的事，既然这么巧你赶上了，你开口提出来自己可以帮忙，那是毫无不妥的。至于他们用不用你帮忙，那是他们的事，你不需要想太多，想太多了什么事都干不成。

“你离开以后，这事也不需要想太多了。不管是多么糟糕的结果，都已经出现了，你只需要总结自己做得是不是妥当，以后类似事情该怎样做，就足够了。校长还能因为这件事给你卜定论？日久见人心，咱以后工作中对同事热情友善不就得了嘛。

“更何况，也许根本没有你想的那么糟。我敢打赌，这件事情的3个当事人中，另外两个早就忘了这件事，只有你还在纠结。不管你多后悔多愧疚多想帮忙，他们俩不会知道。所以你的所有这些情绪，压根儿没用。你只会让你身边的人感受到这些情绪，让你爸爸妈妈跟着担心，你说是不是？”

姑娘看起来高兴了一点，说：“是，反正事情已经过去了，我以后注意好了。”我希望她是真的能注意，否则如果遇到事情思考得太多，就会显得优柔寡断，就可能错失很多机会。很多事情，只有在那唯一的一个瞬间去做，效果才是最好的。就拿这姑娘那天的事来说，在那位怀孕女老师提出请求以后的一秒钟之内，她开口是比较好的。如果等她脑海里盘算了半天，最后决定开口提出帮忙，其实已经不是最好的时机了。

我这只是举个例子，相信大家在工作中、生活中都会遇到很多类似情况，需要你当机立断做决定。如果大家过于深思熟虑，想让一切看起来更无懈可击，反倒会有反效果。

很多人会说：“不是说三思而后行吗？怎么还不让我深思熟虑了？”大家千万别老是拿“三思而后行”做借口，也别老是让孔子背黑锅。完整的版本是，季文子这个人做事情三思而后行，孔子听到了以后说：“再，斯可矣。”啥意思呢，翻译过来就是“思考两次，就可以了”。为什么呢？因为季文子这个人为人特别谨慎，做事情之前总是慎之又慎，多次思考以后才会行动，所以孔子才这么说。

所以你瞧，孔夫子其实认为，我们做事情要思考，但没必要想太多。一件事情，如果合情合理，也不伤害别人，那就可以去做了。反复斟酌，那是在思考什么呢？一定是在考虑自己的利益，而这是君子所不齿的。

不管你想不想当君子，我相信你都还是爱惜自己的身体的。那么，为了自己的身体，做事情的时候，也别思考太多了。因为无论如何，过于谨慎、过于在乎自己利益，都是对养生没有任何好处的。得到的利益再多，没有健康和生命去享受，又有什么意义呢？

7_ 工作的事，回到家要少想

回家之后少想工作的事，说起来很简单。这个道理很多人也都明白，但往往是“知易行难”，根本做不到，很多人都无法分清工作与生活的界限。

尤其是现在有了即时通信工具，据我所知，很多公司都有自己的微信群，下班之后，大家还都在群里发消息，你一言我一语的，别提多热闹了。要是老不冒泡吧，显得自己很没团队精神。就这样，时间就被工作和手机绑架了。

我刚工作那时候，手机不像现在这样普遍，所以倒不会天天回家盯着手机，但我也老是把工作带回家。回到家里，虽然我坐在自己的房间里，但跟在医院一样，脑子里依然满满的都是工作：今天这个病人的案例够典型应该记下来，昨天那篇文章有哪些地方可以继续润色，下个月的研讨会我选择什么主题……

虽然我跟很多上班族不一样，不需要把未完成的企划案带回家。作为医生，我肯定会在上班时间见完所有患者。但是可以确定，只要我想，每天永远都有做不完的工作。我又是个工作狂，老觉得还有很多很多东西要学习，希望每一天都能吸纳尽可能多的知识和信息。毫无疑问，我希望用更快的工作节奏让自己变得更出色。

事实上，投入更多时间的确让我进步更快，而且那时候我单身，也没太多顾忌。但后来我就发现，这种连轴转的状态，对身体渐渐开始有了影响。尽管我还很年轻，但越来越容易感到疲惫，情绪也更容易暴躁。身为医生，我很清楚不能让这种状态再持续下去了，所以就及时调整了自己工作与休息的比例。

而我的一位高中同学就不是这样了，他是一个事业心非常强的人。他不会加班，但是总把工作带回家去做。每天吃完晚饭，他就皱着眉头回到书房开始继续工作。由于想要专心思考事情，如果妻子问他一些问题，或者孩子缠着让他讲故事，他就特别不耐烦，甚至忍不住要发脾气。所以，慢慢地，妻子孩子也都不去打扰他了。

可是，由于已经工作了一整天，他已经身心俱疲了，工作效率并不高。可是越是这样，他的工作时间越长，有时候妻子都睡着老半天了他才去睡。

久而久之，妻子开始对他视而不见，原话是："反正家对你来说就是餐馆和旅馆。"孩子也懒得理他，见面只是打招呼。他觉得在家里得不到温暖，也不想回家了，因为家里并不能让他感觉放松，不能得到很好的休息。

前一阵子听说，他已经离婚了。下班以后要么加班，要么去酒吧喝一杯。事业上没太有起色，健康状态也很让人担心。我想，他应该也不会感觉太幸福。而且，现在他一定已经知道了工作和生活要分开的重要性。

可能这个例子比较极端，但我相信绝对不是个案。如果你是一个经常把工作带回家的人，会发现持续不断地思考工作上的事情，效率远远没有你想象的那么高。而且时间长了，你会发现自己白天工作的时候效率也变低了，因为你没有得到很好的休息。

大家一定要明白这样一个道理，工作是工作，生活是生活，这是两回事。一个成功的人生，需要在这两者之间求得一个平衡。太偏向任何一方面，都不是完美的。不管你是官员也好，教授也好，医生也好，职员也好，任何一个人，都要学会把工作和生活分开。

如果工作和生活的界限不明，让工作占据了太多生活时间，一定是弊大于利的，不仅会影响到与家人的感情，还会影响到你的身体。而且从长远来看，对事业发展也未必有利。毕竟，人生是场马拉松，你得有后劲，得留出能够持续一生的能量，不能前期就一下子耗尽了。

工作永远是做不完的，难道你真想把自己累死才算完？家对我们每个人的意义，绝不仅仅是吃饭睡觉那么简单，它是一个港湾，不管是身体还是心灵，都要在那里栖息、休憩。如果你把工作带回来，就等于剥夺了身体和心灵恢复元气、休养生息的时间。这种因小失大的事情，你真的认为值得吗？

虽然暂时丢下工作，让身为工作狂的你难以忍受。但你要知道，与自己深爱的家人共度美好时光，会让我们充满力量。它不仅能给家人带来美好的心情，也会让你的身心得到极大放松。可以说，“爱”是世间最大的一种力量，更是一味效果极佳的良药，大家可千万别放弃这么美好的东西。

不管工作多么千头万绪，也不管人事关系多么复杂，都不是你天天为它苦思冥想的借口。我给大家一个建议，如果你回家之后突然想起来白天的工作有哪些没做好，或者有什么要改进的地方，或者忍不住去想第二天的工作，那就做一个“任务清单”，把今天没有完成的工作、明天需要做的事情，以及任何你害怕忘记的想法，都写下来。然后，就可以把它们丢在一旁了。

8_ 儿孙自有儿孙福

来我这里看病的人中，有很多中老年人，他们多是心血管疾病，应该特别在意自己的身体。我常常劝他们说："咱把自己的身体照顾好了，其实也是给孩子们帮忙。"这话没错，仔细想想，作为父母如果健康出了问题，孩子肯定是要跟着着急的，工作不踏实，而且孩子还有自己的孩子要照顾，夹在中间，他们其实很为难。

我给老年病人说这些道理，就像拉家常似的，他们都很理解，也"乖乖"地配合吃药、扎针，身体健康都得到了恢复。但是和他们聊天的过程中，我发现很多老人都有一块"心病"，就是总是替孩子着急上火。

孩子没结婚，着急；孩子结婚没要小孩，着急；有小孩的时候觉得孩子不会带，也着急。特别是家里孩子不多的老人，几乎每天都要想想孩子应该怎样，哪些地方需要注意。

其实我也理解，中国有句古话说得好，儿行千里母担忧。有位老太太就是，几年前来我这里看病，后来定期没事就过来连聊天加保养身体，她和我聊天的内容基本就是"儿子今天这样了，儿子明天又那样了"。孩子工作有了成绩，老太太就兴高采烈，孩子生活中遇到了问题，就愁眉苦脸。我也有些无奈，其实我心疼这位老人，也心疼她的孩子。

为什么呢？感觉这位老太太就想把孩子拴在裤腰带上。今天看电视说哪些食物不安全，老太太第一时间就给孩子打电话，也不管孩子是否在上班；明天看见日本地震了，又赶紧嘱咐孩子别出门旅行。这心操的，连我一个外人听着都觉得累。

其实换作谁都能理解，孩子是父母的命根儿，是当妈的身上掉下的肉，特别是只有一个孩子的时候，难免要经常操操心，想想孩子的生活。但是话又说回来，想多了，自己情绪受影响，对健康也不利，更何况，孩子也是独立的人，特别是成家之后，人家有自己的生活，过分干预别人的生活只会影响到彼此的关系。

有一天，老太太血压高头晕得厉害又来找我。我给这位老人拔罐的时候，老太太略带哭腔地告诉我，自己和儿子吵了一架。说什么儿子嫌她啰唆，总是管这管那的，一听她打电话就烦。老太太说："董大夫，您说我这是为谁啊？我这还不是为了孩子好？"我笑着说："是啊是啊，孩子有时候不懂事，您也别着急上火，最近血压不也有点高吗？"老人叹了口气："唉。"

我接着开导老太太，"其实啊，您这孩子也不小了，都有自己的小孩了，真没必要天天盯着他。咱们不是有个老话儿说得好吗——儿孙自有儿孙福，您自己把身体顾好了，比什么都强。"

老太太："咳，您说的这个道理我也懂，但就是有时候不自觉地就想到了孩子，感觉一天不给他打电话就不放心似的，就想孩子有事没事啊，然后血压就高了。"

我说："那您看您，这就是您想多了，孩子要有什么事啊，他就给您打电话了。其实什么事都没有，您老瞎琢磨，还把自己血压给'琢磨'高了，您说是不是？"

老太太笑了说："是是，唉，我就是没啥事的时候好瞎琢磨。"

"对啊，根儿就在这儿呢。"看老太太有点意识到自己的问题了，我赶紧给她出主意："咱呀，平时不瞎琢磨，您把琢磨那时间，散散步、看看电视，看电视累了咱就听听书，孩子让他自己忙他的。现在这社会，他们日子过得丰富着呢，您就甭担心了，您把自己的日子也丰富起来，我保证您血压不高头不晕。"

"董大夫，您说的这是真的？"老太太将信将疑地问。

"肯定的呀，您试试，少给孩子打电话，多给自己找点事。但也别累着啊，没事溜达溜达，找人聊聊天什么的。"

老太太笑着说："好嘞，我听您的。"

过了几个月，我正在诊室里看病，老太太来找我开点感冒药。我问她最近怎么样啊，她一脸轻松地说："您上次跟我说的方儿真灵，感觉血压挺稳定，心也没那么堵了。"我说："哦，那敢情好啊。孩子怎么样啊？"

"孩子也不错，我呀，上回听了您的话之后，每天就是吃饭做饭、收拾屋子，看看电视听听广播，没事在小区里和几个邻居走走路聊聊天，感觉一天就那么过来了，也没什么时间想着孩子。后来我儿子打电话问我是不是生气了，我说没有，就是最近天气好老出门运动，就没打电话给他。他听完还挺高兴。"

我接着她的话说："您看，是吧，就是让自己又忙又不累，最好了，身体没毛病，孩子也省心，您也气色好，多好啊。"说完她就乐。

说这么一个经历，就是想告诉做父母的读者，孩子大了就是大人，有些事是他努力的结果，也有运气的成分，您不能着急，也不能总替他做决定。孩子的路你无法代替孩子走，让孩子自己走，必要的时候能帮帮他就行了。

每个人都有自己的生活，您把自己的生活过好了，心情好了，病也少了，其实就是对孩子的一种负责。

我认识一对老两口，退休之后自己把日子安排得就挺好。问孩子有什么需要帮忙的吗？孩子说没有。没有就好，老两口没事就国内、国外旅旅游，回来和老朋友们分享分享，把年轻时候的遗憾弥补弥补，整体心情都不错，身体也棒，孩子自己处理自己的生活，生活得也挺好。

其实，这样的生活态度是对的。操劳一辈子的人，该享清福的时候却想乱七八糟的事，活着多累啊！孩子知道了也会替您感到难受，其实大可不必。

9_ 补足气血，吃对做对脾不虚

前面我们讲过了，气血这两种东西，一阴一阳，一静一动，共同维持着机体的生命运动，调节各脏腑的功能。所以，如果气血不足，整个人会呈现出一种虚弱的病态。而只有脾胃健康的人，气血才能充足。

这个道理大家不难明白，是脾胃通过消化食物，才能为身体生出气血来。如果思虑过多伤了脾，也就很容易气血不足。气血不足了怎么办？那就要好好补养脾胃，亡羊补牢还不晚，而且是越早越好，越年轻越好。

有一次，一个文工团的姑娘来找我调理身体。她长得很漂亮，体型也是现在流行的，又高又瘦，充满骨感。可婆婆不满意，嫌她太瘦，说她也老大不小了，需要调理调理身体备孕，就帮她联系了我。

她来见我的时候，满脸不情愿。这一点我倒是跟她婆婆意见挺一致的，如今那些暴瘦的明星和模特，要是搁唐朝，那锥子形、苍白没有血色的脸，估计都嫁不出去。因为有点常识的老百姓都知道，脾不好，影响营养转化，太瘦了，不好生养。

我不觉得老百姓这样想是愚昧，虽说如今医疗条件好，怀不上孩子就做试管婴儿，生不下来就剖腹，女性在生孩子方面遇到的问题比古代少多了。但是谁都没有办法否认，妈妈的体质是不是足够健康，对下一代有至关重要的影响。尽管你说不清楚到底影响在哪儿，但你就是知道它会存在。

所以我跟这位姑娘说："这事你绝对不能怪你婆婆，回家问问你亲妈，她肯定跟你婆婆站在同一战线上。你如果只是太瘦也就罢了，但我瞧你这如今是脾胃虚弱肝火旺、心火旺，还肾阴虚。可能你觉得自己没什么毛病，不需要调理，但是这就跟慢性病一样，会慢慢消耗你的健康，而且让你老得快。调理调理，不一定会让你变多胖，但肯定要健康很多，也不容易衰老。"

我接着说："你瞧，你这是因为年轻，皮肤还不错，但肤色苍白、气色萎黄，眼圈发黑，头发发梢分叉，眼白有些浑浊，还有红血丝。刚才给你诊脉的时候，发现你手腕冰凉，而且手指指腹扁平，这都说明你气血不足。如果你不管它，继续发展下去，这些现象会更严重，所以越早调理越好。"

可能是被"调理不一定让你变多胖"打消了顾虑，以及害怕变老，她这才来了兴致，问我该怎么调理。我根据问诊情况，给她开了点健脾利湿、滋阴清热的药物，还叮嘱她，药物只是一方面，日常生活中更要注意养成好习惯，用食疗配合，补足气血，这样才能面色红润身体好。

其实不止是女性朋友，所有人，气血不足都会严重影响到身体健康。一般来说，孩子的气血都是很充足的，而老人的气血往往是不足的。至于年轻人，这要看你的个人体质和平时是不是足够爱惜自己了。如果生活习惯不好，先天体质又不是特别棒，就也很容易气血不足。

所以，这里统一给大家讲一些原则，如果你是一个喜欢多疑深思的人，多半脾胃不大好，气血也往往不太充足，就可以根据这些原则来好好调理脾胃、养足气血。

第一个原则是最关键的，那就是要饮食合理，养成科学的饮食习惯。简单来说就是五谷杂粮、肉奶蛋、蔬菜、水果、坚果，一样都不能少，营养要均衡。而且，食物的种类要尽可能多，这样才能尽可能满足身体对各种营养物质的需要。不能偏食、挑食、饮食单一，也不能饮食不规律、吃太多生冷食物，因为太凉的食物入胃后是会伤阳气的，让脾胃更虚弱。

在遵循第一个原则的基础上，我们可以重点调理，适当多吃一些健脾养胃的食物，比如薏米、大枣、小米、山药、莲子、香菇、扁豆，都是益气健脾的常用食物。大家可以选择一些食疗方。比如，消瘦、食欲不振的人，可以试试莲子山药粥；消化不良伴有厌食的人，可以试试红枣小米粥；至于手足心热、大便干的人，可以尝试麦冬沙参扁豆粥。进行食疗之前，大家一定先要分析自己的具体情况，不能听人说效果好自己就有样学样，个人体质不同，适合别人的未必就适合你。

当然，还有一些益气补脾的中成药，比如四君子颗粒、补中益气丸、参苓白术散、归脾丸等，但我不建议大家自己服用，因为它们所对应的症状不一样。比如，四君子颗粒、补中益气丸主治脾胃气虚证，参苓白术散主治脾虚夹湿证，归脾丸主治心脾气血两虚证、脾不统血证，所以大家不能乱吃。

另外，想要调理脾胃补气血，大家还可以在药疗、食疗的基础上配合推拿按摩手法。比如，摩腹、用手掌心放在肚脐上微微颤动腹部、双手叩打带脉、推足太阴脾经、点按足三里和丰隆穴、点揉中脘和内关穴等，健脾的作用都相当不错，大家不妨试试看。

◎ 吃对食物脾不虚，气血充足“脾气”好

刚才我们讲了，过思伤脾，如果你心事重，喜欢多疑深思，多半脾胃不大好，气血也往往不太充足。而且我们也简单讲了怎么吃才能脾不虚，但前面是总的原则，这里我详细给大家讲讲，各种不同的症状，应该分别怎样养护“脾气”。

1. 脾气虚

脾气虚证，主要是因为寒湿侵袭，或者饮食不节、过度劳累、过于忧思、久病体虚等导致脾气不足，它的主要症状是：有食少、腹胀、便溏等脾失健运的证候；有神疲乏力、气短懒言、舌淡、脉无力等气虚证候；有浮肿、形体肥胖等水湿积聚证候。单有其中一方面的，还不足以诊断是气虚。需要各方面症状都有，才可以确定是脾气虚。

如果你判断自己脾气虚，可以适当多吃一些补气的食品，比如小米、粳米、糯米、莜麦、山药、扁豆、菜花、胡萝卜、香菇、豆腐、马铃薯、红薯、牛肉、兔肉、猪肚、鸡肉、鸡蛋、鲢鱼、黄鱼、比目鱼等，以及人参、黄芪、西洋参、党参、白术、甘草等药材，它们有很好的健脾益气作用，大家可以根

据自己喜好做一些药膳，比如人参大枣粥、山药桂圆粥、银耳山楂羹等。

脾气虚的人，应当忌食或少吃阿胶、海参、甲鱼、田螺、螺蛳、螃蟹、蛤蜊、蚌肉、牡蛎、蚬肉、鳆鱼、芝麻、荞麦、柿子、柿饼、荸荠、柑橘、香蕉、桑椹、无花果、猕猴桃、西瓜、甜瓜、海松子、柏子仁、生萝卜、水芹菜、茼蒿、菠菜、莼菜、莙荙菜、发菜、丝瓜、生菜瓜、生黄瓜、紫菜、地耳、金针菇、草菇、菊花、金银花、地黄、决明子、西洋参、胖大海、薄荷等。由于辛辣食物耗气，所以也应该少吃。

2. 脾阳虚

脾阳虚也大都是因为脾气虚进一步发展而成，或者是因为过食生冷、外寒直中、过用苦寒，损伤了脾阳。它的主要症状是胃口不好吃得少、腹胀、腹痛绵绵、喜温、喜按、畏寒怕冷、四肢冰冷、面白少华或虚浮、口淡不渴、大便稀溏，甚至完谷不化，或肢体浮肿，小便短少，或白带清稀量多，舌质淡胖或有齿痕，舌苔白滑，脉沉迟无力。

脾阳虚的人，适合吃一些性质温热、温暖脾阳的食物，比如籼米、狗肉、羊肉、鸡肉、猪肚、淡菜、韭菜、辣椒、刀豆、肉桂等。如果是阳虚泄泻，更适合吃既温补又止泻的食物，比如糯米、鲢鱼、河虾、干姜、花椒等，以及具有收涩止泻的食物，如石榴、乌梅、莲子、芡实等。

既然是阳虚，那么肯定不能多吃性质寒凉、易伤阳气或者滋腻味厚难以消化的食物，比如粳米、荞麦、莜麦、豆腐、猪肉、鸭肉、松子、花生、黑木耳、苦瓜、茭白、芹菜、冬瓜、茄子、空心菜、菠菜、龙眼、香蕉、蜂蜜等。阳虚泄泻的人，还需要忌食具有通便作用的食物，比如核桃仁、芝麻、银耳、海参、海虾、牛奶、兔肉、龙眼、桃子、萝卜等。

3. 脾气下陷

这个症状大多数情况下，都是因为脾气虚进一步发展，导致中气下陷，或者是因为久泄久痢、劳累太过，或者女性孕产过多、产后失调而导致的。

它的主要症状是气短懒言、神疲乏力、头晕目眩、面白无华、食少、便溏、舌淡苔白、脉缓或弱。在此基础上，有的人腹部感觉重坠、腹胀，吃完东西以后感觉尤其明显；有的人便意频繁，感觉肛门重坠；有的人久泄不止，甚至脱肛；有的人小便浑浊，有的人内脏、子宫下垂。它们全都可以是脾气下陷的症状。

对于脾气下陷症，饮食上，脾气虚的宜忌食物，对它都是适合的。我们在治疗时应该补脾益气升阳，常用的中药有黄芪、甘草、人参、党参、当归、橘皮、升麻、柴胡、白术等。这里给大家推荐两个食疗方：黄芪党参杞子炖乳鸽、淮山巴戟炖猪大肠，它们都可以很好地补中益气、升阳举陷。

4. 脾不统血

脾不统血大多是因为久病气虚，或者过度劳累、思虑过多损伤了脾气，以至于它无法统血而导致的。它的主要表现，除了食少、便溏、神疲乏力、气短懒言、面色萎黄、舌淡、脉细无力等气虚症状以外，最明显的表现就是各种慢性出血，比如便血、尿血、吐血、鼻出血、紫斑，妇女月经过多、崩漏等。

对于脾不统血的症状，脾气虚的宜忌食物，对它也是适合的。除此之外，由于这个症状比较严重，所以通常是需要药物治疗的，可以配合薏仁莲子粥、山楂薏仁粥、扁豆山药粥、山药薏仁粥、黄芪大枣粥进行食疗。

最后我要提醒大家，脾的养护关键是要抓住一个字，那就是“温”，脾最怕的就是“寒”，吃了太多过凉的食物，嘴是过瘾了，可是脾脏就该受罪了。所以不仅是上面食物，为了脾好，所有食物都建议大家吃温热的。

第四章

忧：太过悲伤，必损健康

大家应该听过一个词叫“伤心欲绝”，其实太过悲伤的时候，伤的不仅仅是心，还有五脏六腑，正如《灵枢·口问篇》所说“悲哀愁忧则心动，心动则五脏六腑皆摇”。而其中，最受伤的是肺，因为悲忧为肺之志，所谓“悲则气消”，忧愁过度会损耗人体之气。而肺主气，所以会导致肺气虚弱，不仅让肺受损，更会让整个身体的抵抗力下降。

1_ 抑郁太久可能会得绝症

我们中医没有癌症的说法，所以我不会告诉你“心情不好会得癌”，老祖宗没这么说过，我也不能证明这一点。但我可以确定，情志方面的疾病，长年累月累积起来，一旦发作那是很严重的。尤其是很多人找不到情志病的病根，所以更难治。

古书上记载了很多抑郁而终的例子，尤其是读过书有点才华的女性，像朱淑真、唐婉这样的，更容易因为对现状不满而长久地抑郁，这种负面情绪会一点点地蚕食她们的健康。最后，就落了个“抑郁而终”的结果。

今天的女性，跟古代相比自然是得到了极大解放。但抑郁并没有就此告别我们，最近几十年来全球范围内自杀率显著上升。原因自然很多，我也不是专治抑郁症的，只是想要告诉大家，“人生识字忧患始”，谁都可能遇到不顺心的事情，不管是忧愁还是忧伤、忧虑，这些情绪都要好好地管理，否则，会对健康产生非常糟糕的影响，甚至危及生命。

我以前的邻居是一家餐饮企业老板，这位女士跟《武林外传》中佟掌柜那样的女性企业家形象不同，相当温柔，性格也偏内向。她单身一个人创业，饭店的事，她事无巨细都得操心，平时工作压力很大。虽然四处应酬，但真正的朋友却很少，许多负面的情绪郁结在心里。

她的生活状态就是从起床到休息，手边不离电脑、手机和iPad。除去吃、喝、拉、撒、睡和工作，剩余所有时间活在网页、邮件和社交网络里。足不出户，没有任何运动锻炼。情绪看起来没有起伏，表面上波澜不惊。但她说，其实都是给外人看的，自己都把压力平复在心底。

有一天，她打电话联系我，说得了乳腺癌，问中医能不能调理。我给了她很多建议，其中一条就是要给自己释放压力，培养积极向上、乐观开朗的心态。

医生不能治好所有的病，有些疾病，等到出现的时候，已经无可挽回了。而我们能做的就是尽量不要给它们提供土壤，如果你是一个对自己和亲人负责任的人，就应该努力避免这些疾病出现。大家千万不要把它当作耳边风，我们身边的悲剧已经比比皆是了。

2015年4月份，听到汪国真病逝的消息时，我颇为震惊。毕竟，他才59岁。以今天的生活水平和医疗条件，不到60岁就去世，确实是早了点。

虽然我不算是文学青年，但读高中的时候，跟同学们一样，都是在摘抄“我不去想是否能够成功，既然选择了远方，便只顾风雨兼程”“没有比人更高的山，没有比脚更长的路”中度过的。所以对汪国真，还是有感情的。出于一个医生的职业病，我特别留意了一下他的死因，肝癌。觉得挺可惜的，当时也没想太多。

后来跟同学一起聚会的时候，谈起这件事，其中一位也是医生的同学说：“我看啊，他就是积郁成疾。”他说妻子是中文系的，对文学史有所了解。就给我们讲，说汪国真当年红遍了全中国，像我们那样的高中生和大学生疯狂追捧，把他的诗歌作为名言警句。

但实际上，他引用妻子的话说，虽然同是80年代的诗人，但在如今的中文系，大家谈的是海子、舒婷、顾城，没有人会提到汪国真。

据说，他刚开始投稿的时候，收到的基本都是嘲讽，“九个编辑里没有一个重视的”，大家说他“根本不是这块料，诗写得太烂了”。那时候，他已经年近三十了，可是一事无成，只会写一些没有人肯发表而且被人嘲笑的诗歌。

终于，30周岁的时候，他的代表作《热爱生命》才发表了，他渐渐有了读者。最后，他受欢迎程度超出了所有人想象，诗歌风靡全国，在年轻人中引起了巨大反响。1990年那年，他的诗集印刷册数是当年仅次于“毛选”的畅销书。火爆到什么程度，大家可想而知。

但是，读者买账，诗歌界可不买账。不管他多红，诗歌界从来没有真正接纳过他。据说，很多诗人对汪国真的诗根本不肯谈论，提起他的名字也只是笑笑。还听说，在2009年的第二届中国诗歌节上，去参加会议的汪国真一个人坐着，没有人理他。不管是60后、70后还是80后，没有人过去跟他说话，都在背后指指点点。还听说，没有任何一个诗人跟他有较多的来往。

我发挥想象力想象了一下，那是一种多么巨大的心理压力。我也不是文论家，不去管他的诗歌有没有载入史册的文学价值，我只知道，在我们那年轻的心里，他的诗歌种下了美好的种子，为我们飞扬的青春增添了很多色彩。

作为医生我还知道，假如他对这种局面不能做到完全无动于衷，一定会郁结于心的。而对于一名诗人来说，他的心灵，一定是敏感的吧。那在他的心中，所有这些，该是多么遮天蔽日的痛苦？久而久之，身体会不受影响吗？所以我想，我那位同学说的可能是对的。

讲这件事情，我不是想谴责什么，只是心情很沉痛地告诉大家：别人怎样对我们，我们真的决定不了。有了压力和感到抑郁的事情，那都是非常正常的，千万不要想不开。尽可能让自己用平和、宽容、豁达、善良、乐观的心态去生活，你才会拥有一副保护自己的铠甲，远离疾病，也远离痛苦。

2_ 忧伤肺，肺不好，卫气不固易患病

中医说“忧伤肺”，肺是表达人的忧愁、悲伤的情志活动的主要器官。但“忧”这种情绪不是像吸烟一样伤害肺脏本身，而是伤害肺气。人在极度或者长期悲伤忧愁的时候，会让肺气抑郁，耗散气阴，所以忧悲最伤肺。

举个例子，人在极度忧伤的时候，会放声大哭，为什么呢？因为肺开窍于鼻，肺主气，为声音之总司。所以不仅会哭，而且还会流鼻涕，会忍不住哭出声来。而且哭着哭着，会哭得声音嘶哑、呼吸急促，这都跟肺气受损有关系。

不过，中医还把“气”分成很多种类，比如元气、宗气、营气、卫气、清气等，别说外行人了，很多初学中医的人都摸不着头脑。在这种类繁多的气里，“卫气”是肺所主的，什么是卫气呢？大家听名字就知道了，这种气，作用就是护卫、保卫。它是人体阳气的一部分，不在经脉之中循行，而是浮在外面，像一层保护膜一样，在机体的周围，保护人体不受侵袭。

所以，卫气有保卫肌表、抗御外邪的作用。它既能温养脏腑，又能温润肌肤、滋养腠理、启闭汗孔等。因此，如果卫气不固，那么皮肤就很容易让外邪侵入，我们也就很容易生病，特别容易感冒。中医有个词叫“肺卫不固”，说

的就是这种现象。

简单来说就是，一旦卫气不固，身体的自我保护能力变差了，就更容易受到外邪的侵袭，更容易生病。而“忧”这种情绪，如果过度，就会伤及肺卫。

比如，我有一位中年女患者，因为长期便秘找我调理。她说自己天天喝粥都不管用，老是便秘，肯定伤身体，看我有没有办法帮她治好。

我看了看，她身材略微发福，脉滑，舌苔薄、色黄腻，脸上有明显的肝斑，皮肤也比较粗糙。虽说在四十来岁的人身上，这些现象特别常见，但肯定还是不健康的。我又问她平日里饮食怎么样，心情怎么样。还让她给我举个例子，讲讲正常情况下每天都做些什么。

她说也就是天天早起去上班，下班做饭吃饭睡觉，没什么特别的。孩子读中学，住校，而且成绩很好，不需要她特别操心。我问她平时运动吗？她说“没时间”。问她最近身体怎么样，她说感冒的次数好像多了点。

然后我又问她最近有没有什么烦心事，她脱口而出：“还不就是工作上的事。论资历论能力，这次升职，所有人都以为肯定有我，可是没有。后来才知道，我被总经理的小舅子给顶了，那人要能力没能力，要口碑没口碑。可是有什么办法呢，谁让人家有关系呢。同事们都安慰我，可我还是特别郁闷，有点心灰意冷了，去上班再也提不起精神。”

我问她这事发生多久了，她说得有三四个月了。“发生三四个月了，您还是特别在意是不是？一直都看不开？”我问她。

“董医生您别笑话我，不是我多想当官。实在是，我都四十多岁了。之前生孩子的时候辞职了，好几年没有工作。孩子上了幼儿园，我才重新开始的。您是不知道，三十多岁从头做起，我吃了不少苦，也受了不少委屈。好不容易，遇上一个把握非常大的机会，不管是同事还是直属上司，都跟我说肯定是我的，没跑。现在这个样子，我脸上多挂不住啊。这也还是小事，关键是，我这个年龄了，以后还能有什么机会呢？我这辈子也就这样了。”说完她低下头不再吭声，可能是触动了伤心事，需要平复一下心情。

这下我明白原因了。不管是便秘还是经常感冒，包括皮肤，都跟她的忧愁有关。由于忧思伤肺，所以肺失宣降，导致大肠传导失常，所以才会出现顽固性便秘。经常感冒和皮肤格外差，也跟这个有关系。为什么呢？大家可以根据上面我讲的道理，自己分析一下，相信你一定能得出答案。

我把这些道理跟她讲了讲，说她这便秘，得用宣肃肺气之法治疗。除了药物，我还叮嘱她一定要改变情绪，要用喜来克制忧。因为火克金，心属火，肺属金，心火自然克肺金，所以喜胜悲。

“多想想开心的事，比如儿子那么懂事那么优秀，肯定是你教育得好啊。工作有一点好处，那就是只要你付出就能得到回报。也许现在你看不到，但一定是有的。别人可以抢走你的职位，但是有些东西是没有人能抢走的，比如你自身的能力，没有人能夺走。才四十来岁，你对自己的前途也太悲观了一点。就像你想不到会被人抢走职位一样，你同样想不到，未来有哪些美好的事情在等你。

“而且，我们生命里除了工作和家庭，也要有别的内容。多参加一些娱乐活动，多出去旅游散散心，多跟朋友沟通沟通，多参加一些体育活动，都有利于肺气宣发。生命那么宝贵，珍惜都还来不及呢，别用坏心情把它糟蹋了。”

事情的结果是，后来，这位女士带着自己做的点心来谢我，说她的身体和心情都有了很大改变，连老公都说她变漂亮了，真的非常感激。

要是你也跟这位女士一样，因为某些事情长期心中悲忧、烦忧，一定要早点学会开导自己。要不然，失去的已经失去，再也找不回来，你还会因为沉溺在那些坏情绪里而失去健康，多不划算啊。

3_ 别走林黛玉的老路

大家知道有一个成语叫“撕心裂肺”，往往形容一个人极度悲痛的声音。这个成语是非常准确的，极度悲伤的情绪，不仅伤心，更特别伤肺，而且能从声音里听出来。

要说起古往今来第一个伤心人，恐怕很多人会想到林黛玉吧。如今我们说一个姑娘家爱哭鼻子，或者喜欢伤春悲秋，总会说她“跟林黛玉似的”。虽然我们没见过她撕心裂肺地哭，但她总是暗自垂泪，三天两头哭，那应该是真的挺忧伤。

其实，如果只是爱哭鼻子，林黛玉也不会是林黛玉。她也并不是真的就特别小心眼，只是父母双亡，寄人篱下住在贾家。当时的女孩子，一生中最重要的事，就是终身大事了，也没有人做主。所以，虽然看起来锦衣玉食是个大小姐，可仔细一想，怎么看都前途未卜，能高兴得起来吗？

有人会说宝钗，说湘云。宝钗虽然也在贾家住，可是她有妈妈有哥哥，关键是家里也有钱，人家不花贾家的钱，当然也就更有底气。至于湘云，虽然也无依无靠，但毕竟还是在自己家里住着，古代的家族观念很强，叔叔伯伯们都也还是依靠。唯有这个黛玉，是真正孤孤单单一个人，寄居在外婆家。

我这么讲，可不是说她就应该天天哭哭啼啼的，只是想说，她的心里，一定是有很多苦楚的，所以她的葬花不是矫揉造作，是真的触动了心里长久的忧愁，是真的有感而发，所以才那么情真意切。

至于她最后的结局，大家都知道了，由于长期忧愁悲伤郁积，小小年纪就病逝了。至于黛玉的病，很多人说是“肺痨”，也就是“肺结核”。到底是不是肺结核，《红楼梦》里没有明说，但肯定是跟肺有关系的。刚到贾府的时候，众人见她身体面貌弱不胜衣，便知她有不足之症。这是先天不足，那肯定是肺弱的。平时她老动不动就咳嗽，最后还咯血，这些也都是肺病的症状。

按说他们林家也是书香门第，不会缺了请大夫的钱，而贾家更是财大气粗，宫里的太医也请得到，人参、燕窝之类的滋补品不是稀罕事。为什么就一个小小的肺病，能让人十几岁就不治而亡？除了先天体质差，与林姑娘的性格肯定是有关系的。

中医说“肺主皮毛，其志在悲”，肺特别害怕过度悲、忧。悲伤和忧愁虽然不大一样，但都是不好的情绪。《黄帝内经》说“悲则气消”，“忧愁者，气闭塞而不行”，悲忧都会损伤肺气。前面我们讲了，肺卫不固，人体就特别容易感受外邪，所以黛玉的身子骨显得很弱。

《红楼梦》里说黛玉，“每岁至春分秋分之后，必犯嗽疾”。这是什么情况呢？为什么春分、秋分以后必犯咳嗽？因为春天万物萌生，是阳气生发的季节。而阳气的生发在春分的时候极旺。过了春分，就进入阳气较强的季节。黛玉的体质气阴两虚，肝阴肾阴不足，不能涵养阳气，后果就是阳气外越，肺气不降，所以“必犯嗽疾”。

至于秋天，秋天本来就容易犯咳嗽，因为秋天为金所主，金主燥，燥气内应于肺，所以容易咳嗽。而肺主忧悲，情绪自然不好。所以，古人老说“伤春悲秋”，为什么不说“伤夏悲冬”呢，说明春秋这两个季节，确实更容易让人心情不舒畅。

说了这么多，其实就是想告诉大家，愁不一定真的能断肠，但忧是一定能伤肺的。大家都认为林黛玉是虚构的人物形象，发生在她身上的事不会真的出现。从一个医生的角度来看，这完全可能发生，而且并不少见，只是绝大多数人不会严重到把自己咳死罢了。

要说人生在世，哪儿能事事都顺心如意呢？特别悲伤的事，谁都不想遇上，可是真遇上了又能这样？还不是哭完以后要好好活下去。不管我们多么悲伤，都于事无补。真正理智的做法是该铭记的铭记，该忘记的忘记，好好争取自己想要的生活，而不是走林黛玉的老路。

其实，林黛玉的悲忧也不是无药可救。既然病根在心里，那就要用情志来治疗。喜胜悲，假如宝哥哥跟林妹妹成亲了，也许林妹妹就不会那么早就香消玉殒了吧？

假设的问题没有答案，逝去的人也已经逝去。我们能做的，只有吸取教训，好好爱惜自己。不管你有多么伤心的事，都没有长久悲忧下去的理由。无论如何，保持乐观向上的心态很重要。尽量想些高兴的事，或者出去散散心，都有助于肺气的宣发，对你的健康更有益。

4_很多皮肤病的根儿在“忧”字上

在谈这个问题之前，大家不妨先想一想，你身边有没有哪个气质忧郁型的人，是气色特别好的？恐怕没有吧，白里透红的皮肤，往往出现在一个活泼开朗、笑口常开者的脸上。忧郁气质的人，往往都是面色苍白的。

有人会问了，这两者有关系吗？既然我这么说了，那肯定是有的。举个最简单的例子，你的皮肤和头发，冬天比夏天要干燥很多对不对？这当然跟外界气候有关。可是，干燥的空气是外在的，为什么我们的皮肤会由内而外地变得干燥？主要是因为气候干燥伤了肺气。

中医认为，肺“在体合皮，其华在毛”。我们的“皮毛”，包括皮肤、毛发、汗腺等这些组织，它们都是“一身之表”，是身体表面上的。这些“皮毛”，要靠卫气和津液来温养润泽。刚才我们讲了，卫气主要是由肺来决定的。

正因为这样，“一夜愁白了头”才是可能的。传说伍子胥当年被奸臣所害，亡命天涯，被楚国兵马一路追赶，过昭关的时候，这个关口地势险要有重兵把守，想要逃出去非常困难。幸好，扁鹊的弟子东皋公同情伍子胥，说要帮他。可是留伍子胥住了好几天，就是绝口不提过关的事情。

到了第七天，伍子胥住得心里发毛，实在熬不住了，一晚上都睡不着觉，他想告别皋公自己去想办法，又担心过不了关。可是不走，不知道还要等多久，也不知道这位东皋公葫芦里卖的什么药。就这样翻来覆去，心里又急又愁，跟被油煎似的，总算捱到了天亮。东皋公一见他，大惊：“你怎么一夜之间，头发全白了？”当然，这白头发也帮了他的忙，帮他成功地蒙混过关。可是，一夜之间能让头发变白，那得是多么强烈的忧愁啊，那得让肺气多受伤啊。

由于肺主皮毛，忧伤肺，所以我说“一夜白头”是有可能出现的。除了头发，肺对皮肤的影响也很大，因为“肺主皮毛”嘛。所以，有些女性朋友脸色苍白，或者萎黄憔悴没有光泽，或者色素沉着、早生皱纹等，都有可能是由肺气虚、津血不能滋润充养肌肤导致的。如果人的肺气足，皮肤就滋润光滑、有弹性。

因为肺对皮毛的作用，主要是由于“肺气宣发”，它把营养运送到皮毛上。

由于肺之精气具有润泽皮毛、固护肌表的作用，所以，如果肺气不足，人稍微一运动就气喘吁吁，倦怠无力，反映在脸上就是皮肤干燥，面容憔悴。

而且，肺的宣发功能，会把卫气和津液运输、分布到全身各处，而卫气可以护卫肌肤表皮，防御外邪侵入，温煦肌肉，充实皮肤，滋养腠理，调节毛孔的开闭。如果肺的宣发功能失常，那么外邪就很容易侵袭表皮肌肤，具体表现就是毛孔开闭失灵、皮肤粗糙、汗多、容易长粉刺小疙瘩。

长粉刺还只是其中一个表现，由于肺开窍于鼻，如果肺气虚，会影响鼻的通气和嗅觉功能，长期鼻塞，可能使嘴唇变厚，鼻翼萎缩，影响容貌，让人越长越丑。而且，肺积热时，我们的鼻头还会发红。很多人的酒糟鼻，也跟肺有关系。

如果这个人的忧心很重，而且时间很长，还可能得各种皮肤病。比如，我有一位患者，是位老先生，六七十岁了。老伴过世得早，孩子们也不大有时间经常来看他。他一个人过了几年，觉得退休以后的日子实在难熬，就续弦娶了一位比自己小十多岁的媳妇。他本意是想找个伴儿，照顾自己的生活。可是孩子们坚决不同意，他挺生气，觉得孩子不理解自己，也不知道心疼自己。反正他自己有积蓄，就不顾孩子们的反对，把这婚给结了。

没想到，结婚以后他发现，新夫人根本不关心他的死活，更别说他的健康了，只知道把这个家里的东西往她儿子家里拿。老人说了几次没效果，反倒招来一顿反唇相讥，把老先生气得浑身颤抖。家里是多了个人，但没有一点温暖，老先生心里那是又后悔又伤心，还担忧自己会不会哪一天遭了毒手。可是这一切，他又不敢跟孩子们说。

结果没多久，他发现自己得了非常严重的泛发性神经性皮炎，浑身瘙痒，皮炎已经严重到需要住院治疗的地步。输液、吃药，在医院调养，眼看好转了，就出院。可是出院以后，又复发了。就这样反复折腾了几回，他也不去医院了，开始找中医调理。但中药也吃了，还用各种汤剂外洗，效果一直不好。

我是经过非常仔细的询问，抽丝剥笋之后，才找到了上面的原因。因为老先生以前从来没有皮肤病的历史，这都是再婚后才有的。再结合老先生的脉象，我推断他应该有悲忧之事，这才找出根源。

我跟老先生说，这个根源不解决，不仅皮肤病不会好，时间长了，还可能有更严重的疾病。而且这事也不能瞒着孩子，他们再怎么赌气都是心疼你的，大家一起想办法把这个问题处理好了，您才能有更幸福的晚年。

后来老先生告诉我，花了点钱把婚离了，女儿坚持要他搬过去住。现在他每天带带小外孙，心情很舒畅。皮肤病自然是早就好了。

所以啊，很多皮肤问题的根源在肺上。病根不除，吃药那只能是缓解一时，以后肯定还是要发作的。大家如果有皮肤方面的烦恼，也不妨从情绪上找找原因。

5_ 心窄了，健康就会远离

有句话叫“世上本无事，庸人自扰之”，这话不大好听，但确实是实话。我们的很多担忧、烦忧，过一段时间回过头去看看，你会发现根本不值一提。即便是让人悲痛欲绝的伤心之事，也早晚会过去，而且必须过去，除非你剩下的人生不想好好过了。

可是，作为医生，我却见到了太多因为心不够宽，把自己的人生和健康都毁了的人。尤其是很多中老年人，跟正在奋斗的年轻人比，少了很多压力，生活清闲了很多。可是他们中的一部分人缺少精神寄托，就容易想东想西想心事。而且年岁大了，身体难免会有点小毛病，今天头痛明天腰酸的。于是，很多人就会寻思了：我这是不是得了什么病？

对小毛病“小题大做”引起重视是非常好的习惯，我一直都是提倡的，这样可以尽早发现问题，早点治疗。但是，老是觉得自己有病，这可不是什么好习惯。

有一位阿姨，就住在我医院对面的小区，离得很近，过来也方便，所以有点大事小情，喜欢跑过来咨询：“我前天吃了四季豆，昨天有点头晕，您说我这是不是食物中毒了呢？听说四季豆没炒熟会毒死人的。”我说您身体好着呢，放心吧，她这才放心。

我就常跟老太太说：“您老好福气，这身体各方面状态保持得都很不错。且放宽心吧。您这心越宽，病就越不会找上门来。”

可是老太太这人估计是脾气太固执，不大听得进去。这不，那天又跑过来说胸口痛，聊的时候提起来，说她家媳妇生了个孙子。我连忙恭喜，说这是好事啊。

她却说：“好什么啊，媳妇生孩子的时候难产，医生给她吸氧了，听说这样做，孩子长大后可能会有智力问题。你说，我孙子要是个傻子可怎么办啊？愁死我了。”

我一听这可不是小事，就让她慢慢讲，到底怎么回事。她说这是听一个姐妹说的，那个老姐姐家邻居的外甥女，听说就是生产的时候吸氧，后来孩子是智障。

听说这事以后，老太太整天担心，家里人一开始根本不当回事，后来也耐不住她天天愁眉苦脸。就花了好多钱去医院检查，没查出任何问题。可她还是不放心，因为医生不经意说了句“孩子还太小，有些问题可能检查不出来”。这老太太算是有了心结，谁劝都不行。

我也劝了，还说你根本没见过那个传说中智力有问题的孩子，再说，也不能确定就是因为吸氧了呀。想尽办法各种劝，后来事实证明老太太这回没听进去。

这都好几年过去了，老太太的孙子一切正常，正上幼儿园中班，没听说智力有任何问题。老太太这下算是放心了，可是在这几年里，她身体上的毛病那是越来越多。而且据她说，媳妇因为孙子的事记恨她，害得儿子也老说她，家庭和睦也受到了影响。

对于老太太的身体，你要说这是自然老化吧，这个因素肯定是有的，但绝对跟老太太的心态脱不了干系。因为她也就五十多岁，身体原本挺好的，正常情况下不会那么快就垮下来。

现在我还是会劝老太太，心一定要放宽点，别担心那么多。老太太就是那种典型的喜欢自己吓自己，要是她不小心撞了一下头，肯定会痛啊，去医院检查，啥事没有。但她却不相信，老是觉得头是不是撞出什么毛病了，越想头越疼，而且越来越难受。这时候，她就更相信头有毛病了，开始忧心忡忡。非得过了好多天，确定头真的没事，她才肯放心。

大家要知道，这样的患者，医生是最头痛的。因为他们通常都特别固执，你很难把他们劝服。可要是由着他们自己瞎琢磨吧，早晚得把自己憋出病来。

其实我这个人吧，以前不喜欢劝任何人任何事。我总觉得，心病还要心药医，解铃还需系铃人，自己心上的疙瘩，我说再多也没用。只有你自己亲自动手，才有可能解开。那我又何苦做一些无用功呢？

后来我发现，我知道的一些道理，并不是所有人都知道。很多人可能就是陷在某个误区里，钻起了牛角尖，怎么着都想不明白。这个时候，他们其实是需要别人的劝告的，也许你的哪句话，就能让他们一下子醒悟。

所以，我愿意花一些时间跟患者聊聊天，尽量给他们宽宽心。这也是我作为一名医生应该做的，心情好了，病才能好得更快嘛，更何况很多疾病的根源在心里呢。

可是，还是那句话，我再怎么劝大家，那也只是外因，能不能起作用，关键还在你们自己。大家自己把心放宽了，也许就不用经常跑来看医生了。

6_想得开要过，想不开也要过

生活中，谁都难免会遇到痛苦、烦恼、挫折，其实它们本来是很小的，但是大家总是希望放大自己的悲忧，而且总是喜欢盯着它，把它搁在眼前，于是就像盖上你眼睛的手掌一样，它虽然不大，但能够遮挡住你眼前的所有光明。

但事实上，你的悲忧真的有那么大吗？假如你把手掌拿开，把手臂往远处伸，它还能挡住光明吗？那时候你会发现，它只是你生活中的一小部分，你不能因为这一点事，就忽略了其他所有美好，这样做，是对你自己极不负责任的。

前一阵子，有朋友介绍过来一位患者，这位女士原本是一家公司的会计，后来老公事业发展得越来越好，用她的话就是“不差我那点工资，还不如我安心在家做家务”，就辞职回家带孩子了。可是干完家务也没别的事好干，朋友们都要上班，也没人陪她玩。她就开始全职炒股，掐指算算，从2009年开始，这也有六七年了，算是一位资深股民了。

可能是因为有点经济学专业的底子，虽然之前一直没有大牛市，但她小打小闹，一直都有盈余。虽然本金是自己攒下来的，不多，钱赚得也不多，但她觉得特别开心，这说明了自己是有天分有能力的，她这样告诉自己。

时间来到了2015年年初，眼看着一场牛市在路上，她的心开始不安分起来。自己那点钱，虽然赔不了多少，但赚也赚不了多少。眼看着这是好几年不遇的大牛市，要是错过了不知道又要等多久。于是她想了又想，瞒着老公，偷偷把家里的积蓄转进了股票账户。眼看着这个数字一天一个样，每天都在涨。她心里别提多兴奋了，一心想多赚点，给老公一个惊喜，也给自己一个存在感。

从2015年年初到5月份，那笔钱赚了整整一倍，她跟我说，当时自己也觉得差不多了，应该落袋为安了。可是终究太贪心，想要多赚一点，想再多等几天。结果，等来了一场股灾。看着账户里的数字越来越少，她又不甘心抛掉。她说："我根本不相信牛市就这样结束了，我总是会想，第二天就会有大反弹，然后继续一路上涨。"

所以那段时间，她每天被股市的波动折磨得心力交瘁，天天对着电脑看大盘，涨的时候很激动，跌的时候又很心塞，情绪跟着K线起伏，波动特别大。结果呢，关注股市的人都知道，2015年6月往后，千股跌停的局面，那是三天两头出现。

最后，她已经到了一口饭都吃不下去的地步，每天只喝咖啡，天天在搜寻各种消息，看到有人说会涨，就像抓到了救命稻草，整个人瘦了好几圈。等到丈夫发现她不对劲，追问她到底怎么回事的时候，她才讲了，说家里这么多年的积蓄，已经被她亏掉了一半。要说她这老公也真不含糊，相当有魄力，二话没说，让她马上割肉，全部卖掉。

事实证明，她老公的决定是非常英明的，她卖出以后，股价还在一路下跌。对于这件事情，她老公看她自己已经内疚成那样了，也没数落她什么。只跟她说，以后做什么决定跟自己商量着来。钱没有了可以再赚，不要影响了夫妻之间的信任。

可是，这位女士她自己走不出来这个阴影，整日里以泪洗脸、精神恍惚。由于老公没收了经济大权，她没有钱可以炒股票了，跟失了魂儿似的。经常是老公下班回来，她都没有做晚饭，在客厅呆坐着。

后来老公忍无可忍，下了最后通牒，赔钱了没关系，但假如她继续这个样子，自己是不能接受的，她要是真不想过，那就不过了，自己的后半辈子不能也被搭进去。然后帮她联系了我，希望给她看看身体、心理有没有疾病。至于来不来，让她自己决定。

她终究还是来了，这说明她是想把日子过下去的。“既然日子还得过下去，不管怎样都得过，那为什么不能尽量过得开心点呢？老实说你已经非常幸运了，损失的只是钱，而且你老公没有责怪你。你应该感恩的，为了钱财的事，多少夫妻反目成仇啊……”

“就是这样，我才觉得特别对不起老公。”她打断我的话。

“你要是觉得对不起一个人，是不是应该加倍对他好呢？你这样子自暴自弃，那是对不起他的表现吗？你让他心里怎么想啊？再说，孩子整天看你这样，能不难受吗？”

就这样，我给她开药物调理身体，也给她宽心，尽量开解她。目前还在进行中，让人欣慰的是，她的身体状况已经大为好转，精神也好多了。

钱财都是身外之物，健健康康、痛痛快快的才重要。这个道理说起来谁都明白，可是又有多少人能做到呢？真希望大家凡事都能看开点，不要整天盯着自己那些烦忧。生活总是要继续下去的，真看不开的时候，就不要看它。这样，你的世界才不会阴云密布。

7_没什么放不下，没有什么舍不得

人这一生起起伏伏，哪有永远的高峰，哪有永远的胜利可言呢。但是低谷也意味着，你会有不断上升的空间。只要这一切，你能看开就好。不管是名还是利，或者是爱情等所有你想要的东西，没有什么是放不下、舍不得的。如果做不到，那只会让自己特别累，身心俱疲的那种累，真的不值得。

我有一位患者，是一个颇有点名气的女明星。在我们大家看来，明星的日子多幸福啊，整天被鲜花和掌声包围，只需要每天打扮得漂漂亮亮，就有大把的银子，而且那收入之丰厚也是一般人难以想象的。

可事实上，当你真的跟他们接触了，会发现，可能不是我们想的那样，他们也有很多自己的烦恼。我这位客户就是，她为了保持身材，节食减肥那是不用说了，常年有胃病，还经常头痛失眠。虽然年纪轻轻，但身体各脏器的老化程度，我觉得跟我差不多。

她倒是时不时找我调理，可是我也只能帮她缓解，再好的医生，也耐不住我这边一直调理，你那边一直糟蹋啊。但我倒是能理解她，大家都爱看漂亮姑娘，又瘦又美，肯定不会接受一个像我这样满脸福相的人做偶像明星。为了颜值，身体只能靠后，这也算是他们为名气所要付出的代价吧。

言归正传，且说我这个患者，她年少成名，一炮而红，接下来片约不断，肯定不是每一部戏都好评如潮，但也算是春风得意，名声如日中天。可是她也有自己的担忧，老是担心自己的名气下滑，担心风头被别人盖过，担心年岁越来越大就没人喜欢……

她说，也就是刚刚成名那阵子特别兴奋，然后就开始陷入疲惫而重复的机械劳动，角色比较单一，工作强度非常大，没有时间学习，也没有时间休息，而且经常晚上拍戏，黑白颠倒，睡眠也不够。还要时刻注意，让言行举止都无懈可击，否则很有可能第二天就有负面新闻出来，心理压力特别大，最要命的是每天都在担忧，怕失去现在拥有的一切。

她还说，自己已经很久没有跟家人一起吃过饭了，觉得自己特别不孝顺。也好久没有跟朋友联系了，不是成名了就瞧不起他们，只是真的好累，工作上有太多应酬不得不去，所以生活上就再也没有力气去跟朋友们来往了。又担心这样下去，会众叛亲离，要是哪天名气没了，亲朋也不理自己，那该多惨？

听她讲完，我并不客气，说："你这是得失心太重了，如果一直发展下去，整个人可能会崩溃的。没听说过有句话叫'人无千日好，花无百日红'吗？谁还能保证自己一辈子都在聚光灯底下？反正我是没见过。放下那些名利的枷锁，活得更自我一点，没准儿你还会更成功。因为，早晚有一天，名气下降、过气这种事，一定会出现的。

"既然你很在意跟家人的感情，那就找点时间跟他们好好相处。当然，放弃一些工作，少露了一些面，可能会让关注度降低、名气值下降。但关键要看你想要什么，什么对你更重要。如果你认为名利是你生活中的一切，是最重要的东西，那就不要再奢望亲朋好友与你亲厚。成功的人生不是名气多大或者赚了多少钱，而是在事业、家庭、朋友各方面，你都取得了平衡，这才是聪明人该做的。”

我的话说得不好听，但她没有被我得罪，她说：“我很久没有听到别人跟我说实话了，身边的人都一直在吹捧我、奉承我，我知道他们各有所图。爸妈也只会让我多注意身体。谢谢您肯这么真诚待我。”

说实话，听到她这么说，我还是有些意外的，这个姑娘比我想象中懂事多了。能有这种觉悟，我还是非常看好她的。

后来她还是会经常来找我调理身体，但接的戏慢慢少了，不再不分好坏一概都接，而是开始挑选更可心的角色。所以，虽然露面少了，但由于精品越来越多，名气并没有下降多少，每次有新戏都还是很受期待。而且她还低调地嫁人了，老公很疼她，生活挺幸福，依然瘦，但这身体却是越来越好了。

看到发生在她身上的改变，我是很欣慰的。当然，这是一个比较成功的例子，没有成功的还有很多，因为他们真的看不开、放不下，我也不能代替他们做到。

正所谓“旧的不去，新的不来”。也许你已经拥有了很多，但所有已经拥有的东西，都属于过去。面对未来的时候，如果不能放下过去，不能把过去及时清零，那你背负的东西，会把你压得喘不过气来，既会影响你往前走的速度，更会吞噬你的健康。身轻才能高飞，不是吗？

8_别把错过当过错

佛家说人生有八苦，分别是生苦、老苦、病苦、死苦、怨憎会苦、爱别离苦、求不得苦及五取蕴苦。这“求不得”就是其中一苦，所以人老是觉得错过的、没有得到的才是最好的，也就很好理解了。

要是单纯觉得“错过的是最好的”也就罢了，关键是大家往往会把错过，归咎为自己或者某人的过错，于是心里生出怨尤、忧愁。

我有一个患者，是一家咖啡馆老板娘，对我说以后去她店里喝咖啡一概免单，不过我还从来没去过。这个姑娘是什么情况呢？

首先她长得特漂亮，是那种让人看到了会眼前一亮的漂亮，后来听她说是“中戏”毕业，我也就只能说“难怪”了。姑娘问我看没看过某某电视剧，我说听过，据说特别火，不过我一般没空看连续剧。她说，那里面的女主，现在红透半边天的那个角色，本来应该是她演的。当时试镜的时候，导演特别满意她，基本上已经确定了角色就是她的。可是看了档期，那段时间她还有一个广告要拍。在戏里做女主角虽然很吸引她，但这部戏全是新人，没有大腕。而那个广告，她是要跟一位知名男星合作的。思来想去，她选择了广告，拒了那部戏。

结果，那部戏出来以后大受欢迎，捧红了很多新演员。这其中，原本是应该有她的。而她拍的那个广告呢，除了收一笔不多的酬劳，没有任何反响。她觉得自己做了一个特别错误的选择，错过了也许是人生中最重要的机会，情绪一直不太好。后来很长一段时间没有中意的角色，就一直没有接戏，慢慢地，她开始心灰意冷，越发相信那个被她错过的机会是非常难得的。自己这是自作自受，看来不适合走演艺这条道路，后来就跟当时疯狂追求她的老公结婚了，现在打理着一家咖啡店。

说起现在的生活，她还是很满意的，但一想起那个错失的机会，就触碰到了心里那根刺，忍不住会烦忧。看到新闻对那个女主角的大幅报道，更是黯然神伤，忍不住会想“这一切本来都是我的”，所以心里还老是不大痛快。

听她讲完，我没有劝她，而是跟她讲起了自己的故事。我说：“我跟你有一次类似的经历，当然，跟你这件事情只是性质一样，程度上要差很多。有一年我出去旅游的时候，在山脚下看到一个老大爷在卖龙头拐杖。我第一眼就被吸引了，那根藤拐木质上乘、工艺精良，龙头鱼身雕刻得栩栩如生，我特别想给家里老人买一根。可是我正要爬山，带着它怪不方便的，就问老人家，能不能给我留一根，等我下山的时候买。老人家说，这种拐杖只有他卖，别的地方没有，卖完就走，有缘的人自然能买到，不会给谁留着。

“我当时心想，这是生意人的伎俩吧，怎么可能只此一家呢，就爬山去了，可一路上，果然没有见到别的卖这种拐杖的人。下山以后，也没看到老人。就这样，那根拐杖成了永恒的遗憾。”

我停顿了一下，继续跟她说：“这件事让我明白了一个道理：如果特别喜爱，那就马上去抓住机会。如果没有不顾一切去抓住它，就说明还不够爱。有些东西，错过了就是永远地失去，也许再也没有机会，但错过不是我的过错，也许那是上天更好的安排，只不过可能我暂时还没有领悟其用意。你这件事，是不是也该这么看？

“现在你在家老公疼着宠着，婆家对你也都挺好，你觉得现在的幸福小日子有什么不满意的？人啊，总是这样，得不到的永远是最好的。你这么聪明的一个小姑娘，不会不明白这个道理吧？”

“您就是要我忘了这件事，多看看现在自己拥有的是吧，我其实自己也在尽量这么做呢。找您来调理，就是准备要孩子了，安心过柴米油盐的小日子。只是我做得还不够好，会努力的。”

听她这么说，我就放心了。跟这种有智慧的人交流特别省心，一点就通，而且后期效果很好。不知道广大读者朋友，你们在面对那些错过的时候，有没有责怪自己，有没有放下的觉悟。

人在旅途，总有一些人、一些事，我们会错过。或许这真的是我们自己的责任，不够果断、判断失误等等都是可能的原因。但真的错过了以后，大家要做的也只是接受事实往前看，除了总结经验教训，没有必要再为曾经的错失而烦忧。

9_ 远离忧悲，养肺养气养身体

其实严格说起来，有些忧是不应该忘记的，比如国恨家仇。但作为医生，我更希望大家能铭记那些事情，而不是让悲忧填满你的心灵。

我有一个同学，他爷爷在“文革”中忍受不了天天被批斗而自杀了，他奶奶天天哭，哭了半年，也去世了。他的爸爸至今提起来这件事，都是一脸沉痛。这些情感大家都能理解，但同样的，大家应该也都知道，阴影也许一辈子都不会散去，可是如果任由它一直笼罩，那是既伤身又伤心的。

遇到那种真的遭受了无妄之灾、飞来横祸，特别难开解的人时，我总是会跟他们提起一本书，讲里面的故事。那就是余华的《活着》。我做学生的时候第一次读，花了很长时间去思考它，让年轻的我领悟了很多道理。

它讲了一个人一生的故事，这个人叫福贵，可是他的一生跟这个名字简直是完全相反。刚出生的时候，福贵倒是挺有福气，生在了地主家，是个小少爷。但是他嗜赌成性，终于把家业赌光了，变得一贫如洗。但幸运的是，妻子家珍很贤惠，对他不离不弃。有一天母亲病倒了，穷困潦倒的福贵去给母亲求医，结果半路上被国民党部队抓了壮丁。后来他被解放军抓了俘虏，回到家才知道母亲早就过世，妻子家珍含辛茹苦地拉扯着一双儿女，但女儿凤霞因为生病没治好已经变成了哑巴。

这只是悲剧的开始，家珍患了软骨病，不能再干重活。县长夫人生病了要输血，血型罕见，而他的宝贝儿子恰好是那种血型，儿子为了救县长夫人，抽血过多死了；哑巴女儿凤霞好不容易嫁了个对她好的人二喜，但是生孩子的时候难产，大出血，死在了手术台上；而妻子在女儿死后三个月，也去世了；女婿二喜是个搬运工，因为吊车出了差错，被两排水泥板活活夹死；变成孤儿的外孙苦根，就跟着变成鳏夫的福贵一起回到乡下住。他们的生活很苦，别说米面，连豆子都很难吃上。福贵心疼外孙，给苦根煮豆吃，没想到苦根却因为吃豆子太多被撑死了……

这就是福贵的一生，生命里所有的美好和温暖，都一次次被命运无情地撕碎。只剩下他一个人，和一头老黄牛，以及所有的回忆。

年轻时候的我难以理解，为什么福贵在向作者叙述这一切的时候，是那么的平静，平静得近乎冷漠。现在我人到中年，依然不能完全理解，但已经有了一些感触。踏上人生旅程的时候，我们总是踌躇满志、满怀希望，但现实的残酷无情，远远超出我们的想象。可活着，就要承担生命给予你的一切，无论是幸福喜悦，还是坚信苦难，这都是生命的意义。

既然我们都活着，也都会继续活下去，就需要坚忍与顽强，需要远离那些悲忧，让生命更有力量。为此，我们既需要呵护好心灵，更需要关注健康。

假如你有“过忧”方面的问题，就一定要注意养好肺，养肺就是在养气，也是在养一生的健康。因为肺“主一身之气”，假如我们的肺非常健康，能够呼吸均匀通畅，节律一致，和缓有度，那么各脏腑经络之气的升降出入运动就会通畅协调，我们的身体也会非常健康。

具体该怎么做才能养好肺气，这有一套很详细的理论，比如孙思邈在《千金要方》中讲的“夏七十二日，省苦增辛，以养肺气”，秋天要生津润肺防秋燥，而且要结合你个人的体质进行，这里我不多讲，也没办法多讲，只能跟大家提个醒。

这里想要特意提醒大家一点，“少说话”，以防损伤肺气。正所谓“日出千言，不损自伤”，说话太多会消耗肺气，容易让体内元气不足，外邪乘虚而入。这一点恐怕是很多人都不知道的，可是该怎么办呢？也不能不说话啊，大家可以适当放慢语速，别一天到晚说个不停，就可以起到保护肺气的效果。

另外，明末清初的大戏剧家李渔，在他的文集《闲情偶寄》中有一篇文章叫《止身外不测之忧》，感兴趣的读者们可以找来看看，他在这篇文章中提到了“止忧五法”：“一曰谦以省过，二曰勤以砺身，三曰俭以储费，四曰恕以息争，五曰宽以弥谤。率此而行，则忧之大者可小，小者可无。”这跟《黄帝内经》“和喜怒而安居处，节阴阳而调刚柔”的养生精神是一致的。大家不妨试试，看能不能止忧。

◎ 养肺就是养气，肺气强固生病少

不知道大家有没有印象，我们前面讲过林黛玉经常咳嗽，这当然是肺病的症状之一。但是，经常咳嗽，是很容易耗伤肺气的。而肺气耗伤、肺失充养，会导致肺卫不固。啥是肺卫不固呢？虽然这个名字听起来很陌生，但它跟我们每个人关系都很大。

在中医里，肺被称为“娇藏”，是人体内一个非常娇嫩的脏器，很容易受到外来有害物质侵害的。由于外界环境变化等原因，外邪很容易侵袭人体。如果这时候，正气虚弱、卫表不固，就非常容易出现感冒等常见的疾病。也就是说，假如肺卫不固，你会经常感冒。

除此之外，由于肺主管皮毛，卫气是抵御外感的。肺卫不固，不能在体表保护身体，所以还特别容易出现哮喘、荨麻疹、过敏性鼻炎等特别麻烦的过敏性病症。

所以，平日里像林妹妹一样忧思过多的人，一定要注意别伤了肺气，如果肺气虚弱，呼吸无力，肺卫不固，你的身子也会变得越来越虚弱。

一般来说，肺卫不固的典型症状包括：害怕风，出汗多，尤其是稍微劳动就出特别多汗，或者是半身、某一局部出汗，很容易感冒，体倦乏力，周身酸楚，面色发白少华没有血色，舌苔薄白，脉细弱。

在临床上，我们常用桂枝、白芍、炙甘草、生姜、大枣、黄芪、防风、白术等中药进行调理，但大家在日常生活中，如果症状不严重，也可以用食疗调理，下面给大家介绍一些可以养肺的食物：

雪梨：白色入肺，所以白色食物都对肺有保养功效。雪梨水分大，性略寒，可以生津润燥、清热化痰。可以制成蜂蜜雪梨茶、川贝炖雪梨等。

银耳：性平，味甘、淡、无毒。银耳既是名贵的营养滋补佳品，又是扶正强壮的补药。同为白色食物，银耳性更温润，比雪梨更适合体寒或肠胃不好的人，同时又有益气清肠的作用。可以做银耳粥，也可以跟雪梨一起炖成银耳雪梨汤。

蜂蜜：蜂蜜的葡萄糖和果糖，人体最易吸收，还含有与人体血清浓度相近的多种无机盐、有机酸和微量元素，有滋养、润燥、解毒之功效。需要注意，蜂蜜需要用温水服用。

山药：它补脾养胃、补肺益肾，含一种多糖蛋白质的混合物“黏蛋白”，对人体具有特殊的保健作用，推荐山药薏米粥。

百合：有养心安神、润肺止咳的功效，对病后虚弱的人非常有益，推荐百合银耳粥。

杏仁：《本草纲目》列举了杏仁三大功效：润肺，清积食，散滞。它是秋季最好的润肺食物，推荐杏仁薏米粥、杏仁猪肺汤。

猪肺：味甘，性平，入肺经。根据以形补形的理论，猪肺可以养肺。推荐杏仁当归猪肺汤、杏仁萝卜猪肺汤、蜜枣猪肺汤、沙参玉竹猪肺汤。

燕窝：中医学认为，燕窝能够养阴润燥、益气补中、治疗虚损、咳痰、气喘、咯血。清代赵学敏的《本草纲目拾遗》中说：“（燕窝）大养肺阴，化痰止嗽，补而能清，为调理虚损劳疾之圣药。一切病之由于肺虚不能清肃下行者，用此者可治之。”所以，燕窝普遍适合于那些体质虚弱、营养不良、痰多咳嗽，还有就是有老年慢性支气管炎、支气管扩张、肺气肿、咯血、吐血的朋友食用。

除了它们以外，白萝卜、绿豆、豆浆、莲藕、冬瓜、猪蹄、鸭肉、川贝、柚子、葡萄、甘蔗、荸荠等食物，都可以很好地养肺。

由于肺卫不固的一个典型症状就是容易出汗，所以我们也要针对“出汗”进行调理。自汗的人，适合吃鸡、鸭、鱼、蛋、山药、扁豆、羊肉、桂圆、狗肉等；而盗汗的人，适合吃鱼、甲鱼、乌龟、蛤士蟆、猪肝、银耳、菠菜、白菜等。

这里有必要跟大家讲一下什么是自汗、什么是盗汗。所谓自汗，是指在清醒的时候，非正常情况下出汗，什么是非正常情况呢？那得看什么是正常情况。如果天气炎热、穿衣过厚、运动劳累等，这时候出汗，那是正常情况。如果大白天的，不是在这些情形下，你出汗了，那就是自汗。

所谓盗汗，是指入睡以后的异常出汗，但是醒了以后就不会再出了。“盗”表示偷盗，是说汗液就像盗贼一样，老是在晚上偷偷跑出来。

说完了适合吃的食物，我们还要看看哪些食物不适合。说到养肺最不应该吃什么，最先要讲的应该是油腻食物。猪油、奶油、烤鸡、烤鸭等油腻食物，会使我们身体分泌的痰量增多，对于本身有肺病的患者，更会造成痰多难排、咳嗽难愈、气喘加剧等后果。

其次，辛辣刺激的食物也是应该注意回避的。辣椒、辣油、辣味调料、生姜、芥末等辛辣刺激的食物和调味料，易伤肺气，损耗心阴，造成心肺气血亏损。

带鱼、黄鱼、鳗鱼、虾、蟹等海鲜腥物，以及像是冰激凌、冰镇饮料等生冷食物，容易滋生痰湿，也不适合多吃。

至于烟酒、咖啡，更不用说了。总而言之，为了养护肺气，日常饮食中，辛辣、油腻、生冷、鲜腥的食物，我们一定要少吃或者不吃，而浓茶、咖啡、烈酒等，更要慎用。

第五章

恐：为何怕什么就来什么

跟喜乐、生气、悲哀、忧愁一样，恐惧也是我们的正常情绪。虽然没有人会喜欢这种情形，但它其实也是必要的。要是不知道害怕，你就不会远离毒蛇和大火。但是，过度的恐惧却会对人体产生伤害，尤其伤肾。《黄帝内经·素问·举痛论》说："恐则精却，却则上焦闭，闭则气还，还则下焦胀，故气下行矣。"恐会让肾气下行，伤及肾精，时间长了，对生理和心理都会产生不良影响。

1_恐伤肾，肾藏精，惊恐太多损耗精元

现在年轻人中有一句不太雅的流行语叫“吓尿了”，这可不仅仅是玩笑话，而是有可能真实发生的。道理就是“恐伤肾”，而“肾藏精”。具体是怎么回事呢？

中医学认为，“恐为肾之志”，长期恐惧或者突然遇到意外事情极度惊恐，恐则气下，会让肾气受损。恐跟怒恰好相反，“怒则气上”，所以“怒发冲冠”，而“恐则气下”，所以“吓得屁滚尿流”。

由于“肾主藏精”，过于恐怖，会让肾气不固，气陷于下，就会出现大小便失禁和遗精等症状。所以老百姓说“吓得屁滚尿流”，而有些被枪毙的人会大小便失禁。为什么呢？因为肾是司二便的，它能控制二便。

一个人过度恐惧的时候，肾气就散了，肾的固摄功能就差了，固摄功能一差，大小便就失禁了。所以《灵枢·本神》说：“恐惧而不解则伤精，精伤则骨酸痿厥，精时自下。”

医圣张仲景在做长沙太守时，还利用这一点巧妙地断过案。传说，有一次张仲景去一家店里，正好遇到有人在店里争吵。原来，有客人说自己在这家店丢了一大笔财物，而且是刚刚丢的，贼人一定还在店里，让店主把所有人召集起来，找出那个贼人。

店主倒是关上了店门，可是没有人肯承认，怎么办呢？不可能搜所有客人的身啊，怎么才能找出贼人呢？这时候，张仲景站了出来，说自己有摸腕捉鬼的法术，只要给店里的所有人一号脉，就能找出真正的贼人。

既然只是号脉，大家也就不再反对，为了证明自己的清白，都纷纷表示愿意接受。于是，张仲景开始一个一个给大家号脉，把所有人号了个遍，他指着其中一个人说这就是贼人。贼人心虚，马上就承认了。然后张仲景才告诉大家自己是大夫，发现那个人脉象比较乱，肾气下行，内心一定十分恐惧，所以他就是贼人。

故事是不是真的我们暂且不管，但肾跟恐惧肯定是有关系的，而且极度惊恐可以伤及肾精，这也是确定无疑的。

“肾精”是什么东西呢？简单来说，“精”就是能转化成肾气的一种能量，分为先天之精和后天之精。如果我们的精元充足，不但身体强壮，发育得好，并且长得很对称，性功能也强。所谓“肾藏精”，是说肾为精的存储提供了场所，如果说“精”是维持生命存在的“食粮”，那么肾就是储藏“食粮”的“仓库”。

居家过日子，只有吃得饱、吃得好，一家人才能安居乐业。所以，这个肾精是非常重要的，如果肾精消耗殆尽，那也就意味着死亡快要来临。当然，我们一般人不会到那种地步，可是肾精受损，健康自然是要受到影响的。如果一个人肾气不足、肾精亏损，最直接的表现就是身体机能下降，比健康人的精力要差很多。再严重，就会带来各种身体疾病，并且会出现加速衰老的迹象。

一方面，恐惧可以伤肾精；另一方面，无论任何原因的恐惧，都与肾的病变有关。肾经的脉气不足，人就会容易惊恐。所以很多肾虚的人，夜里老是做噩梦，这就属于恐惧的表现。所以，这就会成为恶性循环：由于肾气不足，所以容易惊恐、害怕，而这些情绪呢，又会进一步加剧肾气不足，身体状态也就越来越差。

除了“主精”，肾还“主骨”，所以人特别害怕的时候，可能会出现双腿发软，甚至站都站不稳的情况。现在大家应该能理解，为什么人会被吓得腿都软了。

看了这么多，现在大家应该知道，惊恐对身体的伤害有多大了吧。但我也不是说，这种情绪就完全不能有。一般程度的恐惧，是每个人都会有的。遇上毒蛇、大老虎，或者大半夜遇到一群劫匪，你能不恐惧吗？适度的、短暂的恐惧，它跟疼痛一样，可以起到报警的作用，同时让身体积极行动起来躲避危险，有利于保护我们的身体、心理免受伤害。

正是因为害怕老虎，所以你会离它远远的；害怕高空，所以你不会在悬崖边上玩耍……恐惧本身无罪，而且是必要的，不必要的是你“过于恐惧”。一般来说，恐惧是一种一瞬间的情绪，可以全方位激发起身体的潜能。但假如你长期过分恐惧，那就会对身体产生伤害了，我在这里希望大家拒绝的，就是这种长久的恐惧。

2_ 吓死人到底是怎么一回事

大家如果看过《三国演义》，对张飞的勇猛肯定是印象非常深刻的，那张飞到底有多猛呢？在长坂桥上，他三声怒吼，就把一个人活活吓死了。当然，我这里的重点不是张飞多牛，而是人到底能不能被吓死，是怎么被吓死的。

我们还是先来看看张飞是怎么把人吓死的。话说，当初刘备老是被曹操追着跑，这一次，赵云单枪匹马在乱军中救回小主人阿斗，可是后面一直有追兵，眼看人困马乏，幸好赶到了长坂桥这里。而在这里，张飞在接应他，也是一个人。

不过从结果来看，张飞一个人就够了。只见张飞倒竖虎须，圆睁环眼，手绰蛇矛，立马桥上，再加上两边的树林里有烟尘，当然那是孔明的疑兵之计，也就没人敢追了。追兵就在桥前扎住阵脚，然后把这情况报告给曹操。曹操听说以后马上过来，看看到底是什么情况。

眼看曹操马上到了，张飞就厉声大喝："我乃燕人张翼德也！谁敢与我决一死战？"声如巨雷。据说"曹军闻之，尽皆股栗"，曹操听了这声大喝，回过头去跟左右随从说："我听关羽说过，张飞这个人，在百万大军中斩取过上将的头颅，如同探囊取物一样简单。今天遇到他了，不能轻敌。"

张飞见曹操那边没动静，就又大喝一声："燕人张翼德在此！谁敢来决一死战？"曹操见了张飞这种气概，已经起了退兵的心。

这时候，张飞一看曹操后军的阵脚在移动，就又挺起长矛大喝："战又不战，退又不退，却是何故！"这声大喝声音刚落，只见曹操身边的夏侯杰，吓得肝胆碎裂，从马下掉了下来。曹操掉转马头就跑了，于是诸军众将跟着一齐撤退了。

这个夏侯杰是曹操的同族侄子，深受曹操喜爱，征战时常常把他带在身边。按说这打仗的场合，也见过不少了，可还是被张飞的怒吼吓得心惊胆战，一命呜呼了。这种情况，真的会发生，还是只是一种艺术上的虚构？

实际上，被吓死是真的可能出现的。医学家们早就发现了一种现象，在海难中，当救援人员赶到后，经常会发现，食物和淡水都还比较充足，但很多人已经死了。他们不是被渴死饿死的，而是被绝望和恐惧折磨死的。对于这个问题，科学家们做过实验，当然，他们不能拿人做，只能用动物。

就在2015年4月，我看到过一篇发表在《生态学》上的文章，说的是加拿大多伦多大学的研究人员做了一个实验，他们把一群蜻蜓幼虫和食肉性的鱼放在同一个水族馆里。蜻蜓幼虫和青蛙幼虫蝌蚪一样，是生活中水里的。不过，他们没有把幼蜻蜓和鱼放在一起，而是用一个透明的遮挡物分隔开来。但是，蜻蜓还是可以看到鱼的，也能闻到敌人的气味，虽然鱼根本没办法吃到蜻蜓。

最后的结果是，看到鱼的蜻蜓幼虫，比那些没有看到鱼的蜻蜓幼虫，存活率低2.5～4.3倍。这项研究的领导者、生物学家洛克·罗（Locke Rowe）教授得出结论说："我们的发现令人意外，许多蜻蜓一看到捕食者来到它们面前，就被吓死了。"

这是不是跟被吓死的夏侯杰如出一辙？为什么不管是人还是动物，都可能被吓死呢？

从心理学角度来看，过度的惊恐会给生物体带来极大的压力，这种压力大到一定程度的时候，是致命的。压力跟疼痛一样，本身都不是坏的，它可以帮我们的身体进入备战状态，能够更好地应对可能存在的威胁。但是在压力状态下，身体肯定是处于异常状况的：心跳加速、呼吸加快、肌肉紧张、胃痉挛、视力格外敏锐……这种状态有利于战斗或逃跑，但肯定不利于健康。如果长期持续下去或者程度非常强，就有可能对健康和生命带来极其糟糕的影响。

而从中医角度来看，极度惊恐不仅伤肾，还伤心。因为心是五脏六腑的君主，所以惊恐也会伤到心神。害怕的时候，我们会心神不宁，正如《素问·举痛论》所说："惊则心无所倚，神无所归，虑无所定。故气乱矣。"心是主血、藏神的，心气紊乱了，气血也会失调。如果是心脏功能比较弱的人、血压比较高的人，就有可能因为心血管疾病而身亡。

所以，大家不要觉得吓死、气死、哭死、笑死、郁闷死是不可能发生的事情，一开始我们就讲了，这都是有可能的。人难免会有七情六欲，但七情太过，就伤心伤身了。

3_ 不要太过追求刺激

我跟一个朋友曾经探讨过那些喜欢看恐怖片、玩鬼屋探险的人，到底是出于一种什么样的心理。答案有很多：追求刺激、释放压力、让自己看起来更男人、在女孩面前炫耀，等等。

可是，对于心理承受能力强的人来说，看恐怖片可以有这些作用。看完之后他们就抛在脑后，不会在日常生活中经常联想起来吓自己，这种没问题，不会伤身体。但对于心理承受能力比较弱的人，尤其是一些小姑娘，是不适合看恐怖片的。因为过度惊恐和长期恐惧，会伤害他们的肾和心。

大家看到特别恐怖的镜头时，会不会“冷汗直冒”？这是因为“恐为肾之志”，极度的惊恐伤害了肾气，而肾又主骨，骨骼阳气不足，人就会感觉身体自内而外透着凉气，所以会感觉冒冷汗，而且还会感觉腿发软。这肯定不是一种好的状态，如果只是一瞬间过去也就罢了，如果长时间这样，或者那一瞬间的惊恐特别剧烈，那就容易出大问题。

几年前，我有一个小患者，说小其实也不小了，大学一年级学生，十八九岁的一个小姑娘。她是什么情况呢？有一天晚上，同宿舍的几个小女孩都闲着无聊，就想找点刺激，一起看看恐怖片。

小姑娘们觉得自己平时胆子都挺大的，而且这么多人在一起，嘻嘻哈哈的，肯定不会害怕。就一个个搬着小凳子，凑到了电脑前。她们找了一部评价说特别虐心的日本恐怖片，嗑着瓜子开始看了。

可是，看着看着，这位姑娘突然尖叫一声，大家一看，她脸上的表情已经扭曲了，抓着旁边上下铺的梯子不肯撒手，嘴巴里一直喃喃叫着"爸爸、妈妈"，一副失魂落魄的样子。小姑娘们吓坏了，赶紧联系了她父母，手忙脚乱地想把她的手掰开。可是她似乎谁都不认识了，一个劲儿地推大家，不让人靠近。

没办法，室友们找来几位力气大的男同学，硬是把她从床边拽开，送到了校医院。校医院一看这样也不敢收，马上打了一针镇静剂，给她送到了一家大医院。

父母连夜赶去医院，对于女儿身上发生的这件事，她妈妈反应特别强烈，根本不敢听到"精神病"这三个字，所以谁也不敢提出把她送到精神科去看看，就送来我这里了。

小姑娘到我这里来的时候，镇静剂的药效还没完全消失，所以还比较平静。可是随着药效渐渐消失，她又开始出现一副惊恐万状的表情，但幸好，爸爸妈妈都在。我就让她妈妈抱着她，什么也不要说。就这样，得过了一两小时，小姑娘好像慢慢平静下来了，看到妈妈在，号啕大哭。哭了一场之后，好了。

精神科的医生叫这种现象是"急性应激性精神病"，如果一个人突然受到强烈的刺激，特别害怕，就会出现这种精神失常的情况，但如果好好治疗，一般精神都会很快恢复正常。我知道姑娘的妈妈觉得"精神病"这个词听起来特别刺耳，也就没跟她讲这些，只说："小女孩家家的，多看点开心的节目，以后还是少看恐怖片，伤心脏。"

就今天这个情况，如果小姑娘心脏不大好，那是有可能出现更大问题的。大家如果有过极度惊恐的经验，会感觉心脏跳得非常快，好像要从嘴巴里跳出来一样，那是因为心肌强烈收缩，放松不下来，这种无节律的运动是有可能致命的。而且，这种极快的跳动，需要更多血，供应心脏的血多了，供应大脑的就少了，就会让人晕倒。

所以，姑娘直到恢复平静，心跳还是不正常的，只能交给时间了。

最后，姑娘的妈妈说，她这姑娘本来就胆子小，晚上自己都不敢走夜路的。要是她自己，肯定不会去看那些玩意儿，以后一定不让她看了。

我担心这位妈妈想法太极端，还叮嘱她："这事你们也别太放在心上，过去了就过去了，以后注意别给姑娘特别强烈的刺激就好。但也不要因噎废食，把姑娘过度保护起来也不一定特别好。可以适当锻炼一下她的胆量，免得以后老是受惊吓，那也不好对吧？她慢慢长大了，胆子大一点，你们也更放心嘛。"

不管是看恐怖片，还是去玩惊悚的娱乐项目，又或者是蹦极，大家都要量力而行。对别人来说算不上多刺激的事情，对你来说可能就是极大的刺激。大家不要老看别人怎样，自己就也去做。对身体和心灵来说，最舒服的状态就是平和，所以建议大家，试着多去体会平静安宁的美，别太过于追求刺激了。

4_ 肾气越不足，越容易恐惧

前面我们说了，过于恐惧会伤害肾，其实两者是相互影响的，肾不好的人，也更容易感到恐惧。也就是《灵枢·经脉》中所说的："气不足则善恐，心惕惕如人将捕之，是为骨厥。”意思是说，如果肾气不足，人就特别容易恐惧，心里总是慌慌的，总觉得后面有人想抓自己，这属于肾经的病变。

有一回，一位患者跟我讲了他的一段经历。那天晚饭后，妻子要他一起陪同去超市采购。到了楼下才发现下着小雨，妻子就上楼去拿伞，让他等着。

他百无聊赖就到处看，看到在他家楼下经常停着的那辆白色尼桑车里坐着一个红衣女人。那时候是夏天，晚饭后天依然比较亮，他第一眼看到的是鲜红的衣服，然后就顺着又直又黑的头发往上看，看到了女人的脸。这一看不要紧，他顿时面如土色，冷汗直冒，想喊又喊不出来。

他说：“董大夫，我也不怕您笑话，这事我没跟任何人讲过，包括我媳妇。我一大老爷们，也三四十岁了，还能被这种事情吓到，说出去太丢人了。但我跟你发誓，那天我真的看到了，那一幕太真实了，到现在我都还忘不了那种感觉。”

他说，不是自己出现幻觉了，那个女人的脸，真的是惨绿惨绿的，就跟恐怖片里的那种脸一模一样。然后，一双空洞的眼睛还盯着自己。我当然其实想问，空洞的眼睛怎么能盯人，但没有打断他，而是用专注的神情示意他讲下去。

他当时的第一反应是“不可能啊，大白天的”，然后一想，“不对啊，这是傍晚了，难道我真的见到鬼了？”接下来脑子就是一片空白了，想往家里跑，可是腿根本动不了，一步都挪不动，浑身跟僵住了似的，就那么傻愣愣地站着。

也不知道过了多久，有几分钟吧，妻子拿完伞下楼，就看到他面如土色地呆立着。拍了拍他，他顿时跳了起来。妻子莫名其妙地问他怎么回事，他看到是妻子，松了口气，这才算是缓过神来了。大着胆子回头一看，红衣女子还在那辆车里坐着，只是脸色已经正常了，虽然有点发黄，但肯定是人的脸色。

可是他就是想不明白，为什么自己刚才看到的明明就是惨绿色，光线也没有发生过变化啊。他是再也没有去购物的兴致了，就上楼回去睡觉了，睡也睡不着。过了很长时间，这事才慢慢不再被想起。

直到那天跟我提起，也是因为我跟他说："你这肾气不是很足，舌淡苔白，有些肾阳虚，除了怕冷、四肢发凉、疲惫乏力，还应该会经常莫名其妙地感觉到恐惧，同时有头脑发空、健忘、腰膝酸软等症状，得好好养养肾。"

听我这么一说，他才给我讲了那件事。我说："这就是了，你这是肾的精气不足，所以老是心发慌，也容易莫名其妙地害怕。而且，'恐'反过来又能伤肾气，这事你藏在心里这么久，恐惧了那么久，肯定是伤肾气的。"

然后我又跟他解释了一下："这惊跟恐是不一样的，你媳妇拍了一下你的肩膀，你吓了一跳，这是惊。但那一下之后，你看到是自己媳妇，就不会害怕了，它虽然难受，但毕竟短暂。而恐不一样，像你看到那张脸，最初的惊过后，还会一直害怕，这就是恐了。这种恐，往往会持续比较长的时间，它就会伤身体了，你有没有感觉最近肾虚的症状越来越明显？"

他点头称是，说自己也发现了，六味地黄丸也吃了不少，不过好像没什么作用。我跟他说，中医对病症分得很细，不是所有的中成药都适合你吃，吃药这事，我们最好还是遵医嘱，找个医生好好给自己把把脉，根据自己的实际情况，好好调理身体，这样才会效果最好。

然后我还跟他说："你这肾气要是养足了，五脏六腑都很健康，就不会有那种感觉了。就跟张飞、李逵似的，你的元气特别足，别说没有遇见鬼了，就是真的遇见鬼，也不会害怕对不对？所以啊，还是得先把身体养好，养得更强壮，这心病就慢慢好了。"

其实要说这性格跟身体状况也是有关系的，有些人天生肾气足，所以就更勇敢，而有些人天生肾气不足，性格就会偏胆怯。因为大部分人的肾气不足都不会非常严重，还没有严重到病态的程度，所以大家自己很难察觉，还以为是性格原因。实际上呢？胆子小，也许是因为你肾气不足，这一点希望大家能知道，并且引起注意。

5_ 遇事别怕事，越怕越来事

“平时不惹事，遇事不怕事”，这其实是我自己的一个人生原则。谁也不希望自己的生活中出现负面的意外和麻烦，这是肯定的，所以我不去惹事。但是人生处处有意外，这也是肯定的，所以遇到事了也不要怕，努力去把它处理好，也就够了。

因为，遇到事情的时候，害怕是一点用都没有的，它既不能改变事实，也不能帮你想出对策。反倒，这种害怕还会影响你的情绪，害得你不能认真思考解决问题的办法。“别怕事”的背后，是坦然面对和积极接受，然后尽可能地妥善处理、轻轻放下。能有这种心态，就没有解决不了的问题。

而在出现问题之前害怕更是没必要，那种杞人忧天的担心和害怕，不能帮你阻止意外的来临，反而可能还会招致意外。这也就是著名的“墨菲定律”的内容，它说的是：事情如果有变坏的可能，不管这种可能性有多小，它总会发生。

前几天刚发生在我的同事小孟医生身上的事，可以很好地说明这一点。小孟医生跟女朋友刚确定关系没多久，为了讨女朋友欢心，岳父岳母大人那是一定不能怠慢的。眼看中秋节了，头一次去女朋友家，这礼物一定是要好好挑选的，千万不能出什么岔子。

他不想送俗气的月饼，费了好多心思选礼物，最后在网上挑了一套精致的紫砂壶，打算送给爱喝茶的未来岳父。至于岳母，根据女朋友的建议，他选了一套老人家爱用的护肤品，心想，这下二老一定会看到他的诚意吧。

网上下完单以后，小孟医生就安心工作了，毕竟，医生的工作很忙，他又是新来的，也就把这事丢一边了。结果，当他发现同一天买的这两件礼物，紫砂壶都收到好几天了，护肤品还没动静时，找客服一问，说是暂时断货了，要再过一周才能来货，到时候才能发货。客服还说，已经在旺旺上给他留过言了，可是他根本没去看过。掐指一算，三天后就是中秋假期了，只能退货，北京也没有那家护肤品的专柜。罢了，只好买了盒月饼。

买完月饼，垂头丧气的小伙子去买衣服，他现在只希望衣服别出什么问题。为了见未来岳父、岳母，平时不修边幅的小伙子，决定买套西装，把自己打扮得帅一点。他早就试好了一套，可是平时自己也不穿，买回去了还得打理，所以打算快穿的时候再去买。可是，中秋节马上到了，他去了店里，却被告知，那款衣服他的尺码缺号，小孟顿时欲哭无泪。

到了中秋那天，小伙子拎着紫砂壶和月饼下楼，结果在楼梯上，被一胖乎乎的熊孩子撞了一下，手里的紫砂壶礼盒就那么诡异地掉在地上了，只剩下清脆的响声。

就这样，小孟医生拎着一盒月饼，穿着一套自己不那么喜欢的西装，去了未来老丈人家。他跟我们讲，那天自我感觉非常糟糕，总觉得这是天意，这下完了，肯定不会喜欢他了。结果，两位老人家果然不喜欢他，理由是虽然他职业不错，可这人太木讷，估计没啥生活情趣，女儿不会幸福。实际上我们都知道，小孟是特别开朗有朝气的孩子，可能那天的状态是真差。

根据“墨菲定律”，会出错的事总会出错。而且，如果你担心某种情况发生，那么它就更有可能发生。小孟医生遇上的事，岂不刚好就是墨菲定律的完美说明？这也是“遇事别怕事，越怕越来事”的典型例子。

关于这种现象，我看过有一个说法很有意思，在这里跟大家分享一下，它叫引力法则，是说，之所以“说嘴打嘴”，越是害怕失去一个人往往越会失去，越害怕发生某些事越会发生，这是因为你会对自己进行心理暗示，这会形成一个能量场。于是，你要是多想好的东西，它们就会被你吸引过来。持续地把注意力投注在你要的东西上，你就会得到。同样，长久地把注意力聚焦在你不想要的东西上，你也会得到这些本不想要的东西。

这是因为，吸引力是“包含性的”而不是“排他性的”，任何你所关注、聚焦的东西，都会被你的吸引过来、包含进来。所以，“越是怕，狼来吓”可能就是这个原因。

但其实，从心理学上来看，“越怕越来事”是因为我们总是放大自己的灾难。所以股市上，广大人民群众经常都会感觉自己特倒霉，“一买就跌，一卖就涨”，这其实是一个道理，我们总是把自己拥有的当作理所当然，缩小自己的幸福和收获。至于灾难和不幸，往往喜欢把它放大，于是就有了“越怕越来事”以及“一卖就涨”的感觉。

6_思能胜恐，静下来你就不再怕

用情志治病这事，听起来似乎玄之又玄不太靠谱的样子，但实际上，如果用对了方法，用它解决问题是非常快速有效的。比如有人感冒卧病在床，一副萎靡不振的样子，突然听说她心爱的恋人从远方赶过来看她了，立马跳下床去梳洗打扮，说来也怪，感冒这事好像完全忘了，连鼻塞、流鼻涕的症状都消失了。

再比如，有时候你一下子被吓到了，那一身冷汗迅速就冒出来了，比吃阿司匹林、喝姜汤发汗的效果要快多了。可见啊，当你心理上的某个情绪比较强烈的时候，对生理的影响是非常巨大的。因此，不管是生理上还是心理上的问题，我相信，我们都可以从情志入手加以调节，效果将是非常明显的。

对于“恐”这种情绪来说，能够降住它的，是“思”。正所谓恐则气下，思则气结，所以治恐要用思。这是什么道理呢？恐会让肾气往下走，而思会让“气结”，气停滞不动，当然就不会往下走了。

而且，在五行之中，肾属水，脾属土，土能够克水，所以可以用脾之志思，来治疗肾之志恐所导致的疾病。

《续名医类案·惊悸》一书中记载了一个故事，有一个名叫沈君鱼的病人，非常怕死，老师觉得自己的死期快到了，每天干啥都没心思。家人觉得这样下去不是事，就找当时的名医卢不远给他诊治。

卢不远去了以后，跟他谈了谈，方法跟今天我们用的心理疏导法差不多，说他身体挺好的，看他面相也不错，类似的安慰话说了很多，让他放宽心，效果还不错，病人心中的恐惧减轻了很多。

但是，第二天，病人又上门了。原来，病人昨天回家后，不那么担心了，可还是放心不下，就找算命的卜了一卦，卦上说他十天内就要死去。这人马上又开始害怕了，所以第二天一大早又上门来了。

这一次，卢不远不劝他了，而是让他在自己家里住十天。说万一真有什么问题，自己也可以及时救治。病人一听，感动极了，也特别高兴，住在名医家里，那还担心什么啊？于是就在卢不远家里住下了。

这十天里，卢不远有空的时候，就跟他聊聊天，给他宽宽心。十天很快过去了，这个沈君鱼还好好地活着。这一下，不用卢不远多说什么，他自己也知道不用担心了。

后来，卢不远还介绍这个患者去找和尚练习坐禅，让他学习打坐、静思，经过一段时间的闭目沉思以后，病人怕死的这个毛病彻底好了，再也不担心随时会失去生命了。

这就是以思胜恐的道理。其实病人只要能静下心来考虑生死这件事，就会跟我们大多数人一样，虽然也恐惧死亡，但不会天天担心自己会不会死掉。而这个病人呢，由于陷入恐惧的情绪里了，根本平静不下来，也听不进去劝，更别说自己认真思考了。所以，只能用事实向他证明某些东西的荒谬，然后引导他一点点静下来，最终用思治好了他的“恐”病。

另一位名医，金元时期的张子和，也特别擅长用情志为人医治疾病。有一次，一个女病人晚上住客栈的时候遇到了强盗，受到过度惊吓，从床上掉了下来。后来，她只要一听到响动，就会吓得晕倒，不省人事，一年多了，看了好多医生、吃了好多药物都不见效。

张子和听了这种情况，认定这是被惊恐所伤，他想了想，就叫来两个侍女。让这两个姑娘抓住病人的两只手，把病人按在高椅上，在她面前放了一个小茶几。他自己呢，拿了一根木棒。病人一看这个架势，吓坏了，不知道什么情况。

这时候，张子和说了一句“请看这里”，他把手里的木棒，猛地往小茶几上击打过去，自然发出了巨大声响，病人大惊。张子和连忙跟她解释：“你看，我用木棒敲茶几，你有什么好害怕的呢？”

病人没说话，等她稍微平静了一点以后，张子和又拿木棒敲击，她的惊恐就明显轻多了。就这样，重复了三五次以后，他不再敲小茶几了，而是开始敲击门。再然后，让人在她背后敲击窗户。就这样，一步一步地，病人的情绪开始变得安定。

再后来，又让侍女在大半夜敲击她的窗户，病人不再晕倒了。又过了几天，即使再听到打雷声，她也不再惊惧了，这病就这样好了。

大家受惊吓的时候，可能找不到一个这样帮你赶走恐惧的医生，但这个方法是可以借鉴的，关键是让惊恐的心安定下来、安静下来。

只有安静下来，恢复理性，你才能赶走那些感性的情绪。知道怕鬼、怕黑、怕死这些念头是不必要的；也只有安静下来，你才能想出办法，去应对那些真正有可能出现的令人恐惧的局面。比如地震、火灾等。总而言之，就是给《素问》作注的王冰的那句话："深思远虑，则见事源，故胜恐也。"能够深思远虑，就会想清楚恐惧的根源，知道原因，也就不会那么恐惧了。

7_"无知者无畏"

前一阵子看到过一则新闻，说有一位妈妈，为了不让上幼儿园的儿子接触到负面信息，牺牲了自己的娱乐，把家里的有线电视已经停了一年。而跟这位妈妈相反，一位父亲为了提高女儿的抗压能力，专门给她看负面消息，以提高她的"心理免疫力"。

到底哪位家长的做法是正确的呢？我觉得这个问题不能一概而论。但无论如何，这两位家长的做法都略显极端。完全不让孩子接触负面信息，就像是在温室大棚里培养蔬菜一样，没有经受过风雨的残酷洗礼，如果有一天，在他身上发生一些负面的事情，孩子会是怎样的情绪呢？会不会完全不能接受？举个最简单的例子，要是幼儿园的小朋友欺负他了，他该怎么办？家长不可能给孩子提供全方位的保护，这种过于极端的做法，对孩子的成长和认知都是不利的，而且很难真的做到。

至于专门给孩子看负面消息，也太极端了。在我看来，一个在爱、光明和美好中长大的孩子，他的性格才是更加宽容和坚韧的。孩子还在性格形成阶段，虽然早些接触社会新闻能让孩子直面真正的现实，可是我们很难确定这会给孩子的成长带来怎样的影响。尤其是那些明显的暴力、色情、低俗的东西，我个人觉得还是不要给孩子看。

至于成年人，也不是谁都有足够强大的心理去接触一些残酷的东西的。偏偏如今这网络社会，我们获取信息比以前更加容易。而负面新闻，似乎能够吸引更多眼球，所以那些负面的内容，转载量和评论数往往非常高，很多网民喜欢通过分享这些负面消息，发泄自己的情绪。于是，给我的感觉就是，铺天盖地都是负面消息，不是老人碰瓷讹人，就是心理变态杀人，以及各种世风日下、人心不古的证据，很多人都患上了“坏消息综合征”。

这是好现象吗？肯定不是，任何一个东西，只要变成“综合征”了，我就不会觉得它是好的。但是，这也不是说，坏消息就不能看。

一般来说，如果你心理很强大，那没关系，或者你有非常好的正面思维方式，那也很好。那你就会从坏消息中获得相对的幸福感，还有助于你释放压力。比如我有一位朋友，每次看到负面新闻，都会说：“我真幸福，真应该感恩，更应该珍惜。”

如果你不是这样，还是不要总看负面新闻了，今天看碎尸案明天看连环杀人案，对你的刺激太大，那肯定是不大好的，会让你变得更胆小怕事，而且还伤身体。

我们医院有一位护士，小姑娘特爱研究星座，经常听到她跟人家讲星座的事，头头是道的。有一次，听到她跟另一位护士说：“果然最近水逆呢，诸事不顺，我真害怕接下来的这一个月，可怎么过啊！”我看她那样子，愁眉紧锁，是真的担心。

我还认识一个小姑娘，有一次大家聚会的时候，在场有一位警察，说了一句：“每个城市的每个夜晚，都会有无名尸体出现。”可能小姑娘从来没有接触过这种社会的阴暗面，当时吓得脸色就变了，我连忙跟她说：“他开玩笑呢，别害怕。”可那位警察朋友不够配合，一本正经地说：“我说真的呢，所以你小姑娘家家，晚上九点以后一定不要单独出门。”我承认这个忠告是非常善意的，但可把小姑娘吓惨了，我听说她以后晚上再也不敢自己出门了。

在我看来，这个世界远远没有我们想象中那么美好、安全，但它也远远不是我们想象中那么阴暗、可怕，大家用一颗平常心对待就是了，有一定的自我保护意识，有防人之心，但也不能怀疑一切、恐惧一切，那就太没有安全感了。即便接触到一些让你恐惧的新闻或者事实，看完就看完了，回到现实中，日子该怎么过还怎么过。

但是，如果你也是上面两位小姑娘那种容易受到心理暗示的人，还是多看一些积极的、正面的、阳光的消息吧。因为一个心理承受能力差的人，要是老看到爆炸、凶杀、车祸、暴力等消息，很可能会出现憎恨、厌恶、愤怒、逃避等消极情绪。大家已经知道了，这些都是很伤身体的。对于你们来说，“无知者无畏”这句话特别合适，你们不知道一些事情，也就不会恐惧，反而可以让自己更安心。

8_胆子小的人不妨补补肾

每当我让人注意消除恐惧的时候，总会听到这样的疑问："这恐惧怎么消除啊？我没办法啊，要是有办法我也不会害怕了。您跟我说别恐惧，要勇敢，这就跟我对自己说要早睡早起、早点升职一样，道理我知道，可是做不到啊！"

其实刚才我们讲了，肾气不足的人更容易恐惧，所以如果想要消除恐惧，我们可以通过补肾精、肾气的方法，因为身心是相同的，除了用"思"克制"恐"，还可以通过提升肾气来减少恐惧。

但是，补肾也不是谁都需要做的。假如你的肾脏非常健康，肾气非常充足，你也没必要去补它。这里告诉大家一个简单的办法来观察你的肾脏到底是什么状况，一个是你怕不怕冷，另一个是你的头发是怎样的状态。

先说怕不怕冷，大家应该能看到，有些火力十足的年轻小伙子，北方的冬天，外面零下十几摄氏度，他们一件外套加一件线衫，一点没有怕冷的样子。而很多小姑娘，同样的温度下，裹着厚厚的羽绒服，帽子、手套、围巾一样不缺，只露俩眼睛，依然冻得缩头缩脑。为什么呢？这主要跟身体的阳气有关。阳气越足，越不怕冷。阳气越少，越怕冷。

这个阳气跟肾有什么关系呢？虽说每个脏腑都有它们自己的阳气，但肾才是阳气产生的根源，因为它是先天之本嘛，它是阳气的根本。所以说，如果你比别人更怕冷，那就是阳虚。而刚才我们讲了肾才是阳气的根本，所以你有可能是肾阳虚，调养的时候就要温补肾阳。

另一个是头发，肾气和肾精是衰弱还是充盈，会直接表现在头发上。中医认为，头发的生长全赖于精和血，肾藏精，所以有“肾之华在发”的说法。想使头发有光泽，就要有足够的肾精，而肾精会促进肾气的生成。所以，从头发的变化，大体可以看出肾气的盛衰及其衰老的演变过程。

比如，刚出生的婴儿，由于肾精还很稚嫩，并不充足，所以头发基本上都是偏黄或者细软的，但是随着年龄增长，肾精开始充盈，头发开始变得很黑。可是随着年龄的增长，肾中之精又开始出现亏虚，到了老年，头发就会变白。一般情况，人到四十岁以后才开始有少量白发出现，然后随着年龄增加而增加。白发过早、过多地出现，就是肾精不足的信号，一定要注意补肾气了。

除了这两个之外，还有一个跟“恐”关系非常密切的信号，那就是有没有安全感。缺乏安全感的人，好多都有肾气不足的现象。你是不是特没安全感呢？那就找个医生看看肾气到底怎样吧。

假如你觉得自己胆子小，而且肾气真的不大足，那就可以补肾了。大家不要一提起补肾就想起壮阳，那肯定是不对的。肾虚分为肾阴虚和阳虚，不同的症状需要的进补方法，可能是完全不同的。所以，大家千万不要一听说要补肾，就开始吃六味地黄丸。

建议大家还是找医生去诊断一下，看看你到底是那种情况，如果需要吃药，那肯定是不能乱吃的。这里我不愿意给大家药物方面的建议，免得误导大家，吃错药那可就麻烦了。

但是饮食方面，我倒是可以给大家一些建议。想要补肾，大家可以多喝白开水，别吃太多盐太多肉，多吃黑色的食物。因为中医认为五色与五脏有一个对应关系：红色入心，青色入肝，黄色入脾，白色入肺，黑色入肾。所以黑米、黑豆、黑芝麻、黑枣、黑木耳、乌骨鸡、海带、紫菜之类的黑色食物，大家不妨多吃一些。

除了药疗、食疗，还给大家重点推荐安全无副作用的推拿按摩。比如，你可以尝试着打通足少阴肾经，以及与它前后相连的足太阳膀胱经、手厥阴心包经。当然，这个稍显专业一些，大家感兴趣的话，可以自己查阅资料尝试，或者请有资质的按摩师帮你去做。

当然，还有一些专门的穴位可以强健肾脏，作为日常保健手法，大家平日里可以经常做一做。比如，按摩肾俞、涌泉、命门、太溪等肾经上的穴位，能够强肾固精。举个例子，要是你是那种夜里只要听到一点动静就想东想西再也睡不着的人，就可以多揉揉太溪穴。而按摩太冲、行间、三阴交、足三里等穴位，能够帮助肾气更好地收藏，它们都能增强肾气，帮助消除恐惧。

◎ 食补肾虚，让你肾不虚、病不扰

前面我们讲了，恐伤肾，肾藏精，所以过于惊恐或者长期恐惧会伤及肾精。而另一方面，一个人的肾气越不足，他就越容易恐惧。所以，好好养肾，对于抑制恐惧也是有帮助的。

一提到养肾，很多人马上会想到肾虚，其实在中医里，肾虚也分成好几种不同的类别。下面我们就分别看看各种肾虚的症状，适合多吃、少吃哪些食物。

1. 肾气不固

肾气不固其实就是肾气亏虚，固摄作用减弱，你可以叫它肾气虚。比如在保证了充足的睡眠后经常打哈欠，可能就是“肾气不固”的表现。

如果一个人肾气不固，由于膀胱存不住尿液，就会小便清长而次数多，严重的会导致小便失禁，或夜尿增多。男子易滑精早泄，女子带下清稀，怀孕后容易滑胎；由于脏腑经络功能减退，会表现出腰膝酸软，听力减退，面色苍白，舌淡苔白，脉细弱沉等症状。

肾气不固的人，日常饮食适合多吃糯米、大豆、白扁豆、乌骨鸡、猪肾、羊肾、鸽子蛋、狗肉、牛肉、黄鳝、鲫鱼、鲤鱼、鹌鹑、淡菜、栗子、大枣、核桃仁、黑大豆、黑木耳、黑芝麻、蘑菇等食物以及金樱子、覆盆子、芡实、莲子、五味子、山茱萸、山药等药食两用的食物。

应该少吃或者不吃的食物，是山楂、佛手柑、槟榔、大蒜、苤蓝、萝卜缨、香菜、大头菜、胡椒、紫苏叶、薄荷、荷叶等行气之物。此外，荞麦、柚子、柑、金橘、橙子、荸荠、生萝卜及烟酒，也应该少吃一些。

2. 肾阳虚

如果肾气、肾阳不足了，那就是阳虚。简单来说，肾阴和肾精是属于物质的，肾阳和肾气是属于功能的。打个比方，你用电饭锅做饭，米和水就是做饭要用的物质，煲汤、蒸煮就是电饭锅的功能。肾阴和肾精虚亏，相当于家里没米了；肾阳和肾气虚亏，相当于电饭锅的蒸煮功能坏掉了。

所以，如果一个人肾阳虚，会小便清长、大便稀薄，甚至久泻不止，完谷不化。因为肾司二便，你身体里把水和饭变成小便大便的功能出现问题了；同时，肾阳虚衰不能温养腰府，会腰膝酸软而痛，男性阳痿早泄，女子宫寒不孕；由于阳虚生外寒，会畏寒怕冷、手脚冰凉、面色苍白。如果肾阳极虚，浊阴弥漫肌肤，则会面色黧黑、没有光泽；由于气血运行无力，所以精神萎靡、头目眩晕、浮肿。

阳虚的人，应该适当多吃一些温阳壮阳的食物，比如籼米、狗肉、羊肉、猪肚、鸡肉、猪肚、带鱼、麻雀肉、鹿肉、黄鳝、虾（龙虾、对虾、青虾、河虾等）、核桃、栗子、淡菜、韭菜、刀豆、辣椒、茴香、肉桂等；阳虚泄泻者，适合吃既温补又止泻的食物，比如糯米、鲢鱼、河虾、干姜、花椒、石榴、乌梅、莲子、芡实等。

凡是生冷寒凉的食物，肾阳虚的人都不应该多吃，比如粳米、荞麦、莜麦、豆腐、猪肉、鸭肉、黑木耳、苦瓜、茭白、芹菜、冬瓜、茄子、空心菜、梨、西瓜、荸荠、柿子、绿茶等。

3. 肾阴虚

如果肾精、肾阴不足了，引起的肾虚就是肾阴虚。平日里如果性生活过于频繁，或者用脑多度、劳累过度，都有可能出现肾阴虚。

还有就是容易盗汗。什么是盗汗？就是你睡觉的时候有汗，睡醒的时候没汗。

由于肾阴不足，骨骼失养，所以会腰膝酸痛；由于阴虚则相火妄动，所以男性会阳强易举、精泄梦遗；由于阴亏经血来源不足，所以女性可能月经量少，甚至闭经；由于阴虚则火旺，所以肾阴虚的人容易“五心烦热”，也就是两手心、两脚心和心脏部位，总觉得有热的感觉，并且潮热盗汗、失眠多梦、头晕耳鸣，而且还会形体消瘦、咽干颧红、溲黄便干、舌红少津。

肾阴虚的人，适合多吃黑色食物，比如黑芝麻、黑豆、黑米、黑木耳、海带、紫菜、乌骨鸡等，以及鲈鱼、干贝、海参、鲍鱼、海马、虾子、鱼类、牛骨髓、狗肉、羊骨、猪肾、粟米、小核桃、山药、栗子、松子、荠菜、韭菜、豆腐、豇豆、淡菜、桑椹、甘蔗、银耳等食物。此外，肾阴虚者还可以服食龟肉、鸽肉、甲鱼、蛤蚧、枸杞子、冬虫夏草、杜仲、何首乌、莲子、蜂王浆、灵芝、燕窝、阿胶、紫河车、地黄、芡实、锁阳、肉苁蓉等进行滋补。

至于肥腻厚味及燥烈之品，比如芦荟、荸荠、柿子、生萝卜、生菜瓜、甜瓜、洋葱、辣椒、大蒜、芥菜、丁香、茴香、胡椒、酱、白酒及香烟等，都应该少吃或不吃。

4. 阴阳两虚

可能大家觉得，阴虚和阳虚是完全相反，不可能在一个人的身上同时出现。但其实很多人就是阴虚和阳虚同时存在的，一般中青年人容易肾阴虚，中老年人容易肾阳虚。阴损积阳，阳损积阴，所以在同一个人身上就会既有阴虚又有阳虚，也就是阴阳两虚。

既然是阴阳两虚，那么它的症状既有五心烦热、盗汗或自汗、腰酸腿软、遗精失眠、多梦、口干烦躁、舌红无苔等阴虚的症状，也有四肢发凉、尿频等阳虚的症状。通常这种人，既怕冷又怕热，冬天特别怕冷，夏天又特别怕热。

阴阳两虚的人，调养的时候应该阴阳并补，养阴温阳或者滋阴壮阳。一般来说，阴阳两虚的人虽然阴阳都虚，但往往有所侧重，比如有的人是“肾阴阳两虚，阳虚为主”，有的人则是“阴虚”为主。那么在饮食上，如果你更侧重阳虚，就可以按照阳虚者的饮食宜忌进行调理。同时，适当多吃黑色食物即可。

5. 气阴两虚

阴虚的表现我们在前面讲过，就是在肾虚的同时有燥热的征象。而气阴两虚，除了有阴虚的症状外，还有气虚症状，比如神疲乏力，少气懒言等。大家可以结合上面气虚与阴虚的症状判断一下，如果阴虚和气虚的表现同时存在，那就是气阴两虚证。

这种情况下，饮食调养也应该把两者结合起来，大家可以在阴虚宜忌食物的基础上，适合搭配一些气虚者适合吃的食物。也可以用人参、黄芪、白术、红枣、甘草来炖鸡或排骨汤，用以补中益气、气血双补。

6. 肾精不足

当肾中之精这一物质亏虚了，就是肾精不足。肾中精气亏虚，在各个年龄段的人身上表现不同。如果儿童肾精不足，会发育迟缓、囟门迟闭、身材矮小、智力低下、骨骼痿软、动作迟钝；如果成人肾精不足，会导致过早衰老、脱发齿松、耳鸣耳聋、腰膝酸软、精神呆钝、健忘，男子精少不育，女子经少经闭，性功能减退。

如果肾精不足，我们就要多吃驴肉、鸽肉、牡蛎、虾、泥鳅、鹌鹑、麻雀、羊肾、鸡蛋、淡菜、韭菜、荔枝、松子、枸杞子、山药、黑豆等食物，还可以用鹿茸、鹿角胶、杜仲、巴戟天、淫羊藿、肉苁蓉、骨碎补、狗脊、仙茅、海龙、熟地黄、制何首乌、枸杞子、龟甲胶、女贞子等中药煲汤进补。

为了避免损耗肾精，我们还应该少喝啤酒、咖啡、碳酸饮料等，少吃炸鸡、奶茶等有很多添加剂的加工食物。

假如你嫌上面的分类太复杂不好记，那么只要记得我们的肾最喜欢黑色的食物就可以。黑木耳、黑芝麻、黑豆等，都是补肾益气的上佳选择。

第六章

喜：快乐是良药，乐极也生悲

以色列王所罗门有一句名言："喜乐的心乃是良药，忧伤的灵使骨头枯干。"虽然这话听起来挺唯心的，但身为医生，这句话我相信。还听说，厨师心情好的时候做出来的饭菜更香，这句话我也是相信的。快乐可以让一个人的精神面貌瞬间变好，这是确定无疑的，但另一方面，物极必反，乐极生悲，如果过分欢喜，那就可能出现悲剧了。尤其是本身健康状况就不是特别好的人，更不能受到强烈的情志刺激，哪怕是欢喜，也不行。

1_ 喜伤心，心藏神，过喜伤心又伤神

在喜、怒、忧、思、悲、恐、惊这七情中，如果说有哪种感情是人们求之不得、希望多多益善的，那毫无疑问肯定是“喜”啊。喜多好啊，谁不希望自己每天欢欢喜喜的？

不过啊，凡事都不能过分，甜食好不好呢？可能你喜欢吃甜食，但是太甜了你也会觉得齁死人了。喜也是一样的道理，大家都想喜气洋洋的，但“过喜伤心”，太兴奋了，会伤及心气。

大家注意，我不是说不能“喜”，不是说一般的嬉笑欢笑会伤害心脏的健康，它们还是很安全的，而且是非常有益的。我们要拒绝的，是大喜、过喜、狂喜，这种“喜”往往是长时间的，会引起大脑、心脏缺血，所以比较危险。

为什么过喜会伤心呢？《素问·调经论》中说“心藏神”，心主神明，它是掌管人的思维意识、神志活动的。而“喜则气缓”，就是说大喜的时候，气就会缓，这个缓不是说缓慢，而是涣，是说气会涣散开来。要是人太高兴、太兴奋，这个气就会散掉，也就是《灵枢》里说的“喜乐者，神惮散而不藏”。

这个气散了会有什么后果呢？会有喜笑不休、心悸、失眠等症状，严重的

甚至还会发疯。很多人应该会听过“范进中举”的故事。范进的日子一直很贫穷，腊月的天气还穿着单衣服，冻得直发抖，参加科举考试是他唯一的出路。可是他一共考了二十多次，到了五十四岁，才中了个秀才。中了个秀才其实没多大作用，要中举人才可以做官，身份地位和经济状况才会有真正改变。

于是，五十多岁的老童生范进，在知道自己中举的消息以后，“看了一遍，又念一遍，自己把两手拍了一下，笑了一声，道：‘噫！好了！我中了！’说着，往后一跤跌倒，牙关咬紧，不省人事。”然后他母亲慌了，老太太连忙用几口开水把他灌醒过来。醒了以后，范进爬起来，又拍着手大笑道：“噫！好！我中了！”笑着，不由分说就往门外飞跑，把大家都吓了一跳。

跑出大门没多远，就一脚踹在水塘里，等到挣扎着起来，头发都已经跌散了，两手黄泥，淋淋漓漓一身的水。众人拉他都拉不住，他就这么拍着笑着，往集上跑去。众人大眼望小眼，一齐说：“原来新贵人欢喜疯了。”

为什么范进看到这个对他来说是天大的好消息，一下子就欢喜得不省人事了呢？因为这种狂喜极乐，让他心气弛缓，精神涣散，所以就失去意识了。然后醒过来以后，又为什么疯了呢？因为伤心了，伤了心气。虽然醒过来了，但在那种狂喜的状态下，他的心气极度涣散，人也就丧失了神志，迷失了自己，弄不清楚自己是谁，失去了理智，可不就是疯了？

现代医学的解释是，当我们过于兴奋的时候，特别容易引起脑部暂时缺血，于是会影响到我们的脑部神经系统，导致人神志不清，就出现了疯癫的症状。

这范进还只是疯了，要是他有心脏病，后果可能会更严重。大家常说“乐极生悲”，这话一点都不假，假如本来就有心脑血管疾病，要是情绪过于兴奋和激动，就会心跳急剧加快、血压骤然升高、身体的耗氧量倍增，很容易诱发猝死。据说英国科学家发现，老人在生日当天死亡的风险比一年中其他时候都高，为什么呢？这就跟太高兴了有关系。

比如，加拿大有一个贫穷的鞋匠，听说自己中了高达百万元的巨额彩票时，过度兴奋，竟然直奔极乐了，脸上还带着笑容。又比如，几个人一起正打麻将呢，突然听到有人大叫一声“和了”，紧接着这人就全身僵硬四脚朝天了。

可见，乐极生悲这事，古今中外都一样。所以，虽然大家都盼着自己身上有喜事，但为了健康考虑，还是尽量不要大喜过望。如果你身上好事连连，老是出现让你很兴奋的美事，那就要注意控制自己的情志，也别太过激动了。保持平稳的心理状态，对身体和心理的健康都非常重要。

2_ 大喜过望会让人失眠

像范进那样把自己高兴疯了的毕竟是少数，大多数人还不至于欢喜成那样。但是，把自己乐得失眠了，倒是非常有可能出现的。

为什么大喜过望会失眠呢？这还得从“心藏神”说起，这个“神”，在这里指我们的情志、精神、意识、思维活动，等等。如果心不安定，神自然不能安宁，所以有一个成语叫“心神不宁”。

很多人会觉得，心里不安、有担心的事情时才会心神不宁，其实不是那样的。虽然一个人心情好的时候大脑特别活跃，思维特别灵敏，做事情的效率比平常高出很多来。但好心情并不一定是特别高兴、特别兴奋，最好的心情是平静。凡是不平静的心情，心神都不是足够安宁的。

心神不宁的时候会有什么后果呢？中医里有一个心神不宁症，泛指各种原因导致的，以心悸心慌、心烦、失眠多梦、胆怯易惊等为常见症的症候。要是你偶尔出现心神不宁，那没关系，过一会儿就好了，要是你经常心神不宁，或者出现过于强烈的情绪，哪怕是欢喜，那也会很容易心慌失眠了。

明朝有个名医叫张景岳，他在自己的著作《景岳全书·不寐》告诉我们："盖寐本乎明，神其主也，神安则寐，神不安则不寐。"心神不安定，就很难有高质量的睡眠。所以，太高兴了，导致心神不宁，也就很可能会让你失眠。

就在几天前，我还接诊了一位男性患者，三十六七岁，身体一向好好的，连上次感冒也是差不多一年前的事了。但是最近一周却一直心慌胸闷睡不好，晚上睡不好，白天就觉得没精神，严重影响了工作。去医院检查，做了B超、心电图什么的，结果都正常，医生说他太累了，让他注意休息，就没下文了。

他对这个结果不太满意："我最近也没有特别劳累啊，一直都是这样的。要说积劳成疾吧，也没有别的不适，再说我正是年富力强的时候，这样的工作量应该是完全没问题的。"所以辗转托人打听，找到我，想让我帮忙看看。

我了解情况以后，开始给他诊断，看了看他的脸，脸色比较苍白，舌苔比较少，舌质比较红，又给他把了把脉，脉搏弛缓无力。然后我开始找原因，问他最近一个月生活、工作有没有什么大的变动，果然，原因就出在这里。他说最近生活也没什么大变化，就是有一两件高兴事。还没说是什么好事，他就已经喜上眉梢了，高兴之情溢于言表。

原来，他半个月前接到了晋升通知，在这家公司干了那么多年，那个职位是他特别想得到的，但是听说早就内定了一位领导的亲戚，也就没抱太大希望。结果，不知道怎么回事，最后这个好事居然落到他头上了。虽然不知道为什么，但喜出望外是肯定的。

在单位已经高兴得合不拢嘴了，回到家里跟媳妇一说，全家人都很开心，一家子都乐呵呵的，沉浸在欢乐的气氛里。没想到，那天晚上双色球开奖，他一核对，自己居然中了个大奖，有几万块钱。买了这么多年彩票，这还是头一次中奖，虽然不算很多，但是也绝对不算少了。

面对这飞来的职位和横财，他高兴得不知道怎么说才好："这可真是福无双至今日至，不但在单位里扬眉吐气，回到家里，连媳妇都对我温柔了许多。老天开眼，我这是要时来运转了啊。"跟我讲的时候，他依然掩饰不了喜悦之情。

遇上这种好事，也难怪他那么高兴。可是，他的病根儿也就在这里。我再一细问得知，那天晚上他就兴奋得睡不着觉，第二天上班，精神也特别亢奋，没有一点疲倦的感觉，晚上睡觉的时候，还是睡不着。结果到了第三天白天，就开始觉得心跳得难受，晚上心慌得睡不稳。持续了一段时间，开始觉得撑不住了，白天无精打采，浑身没劲儿。

我跟他说："你这是高兴的。遇上这么好的事，那肯定得高兴啊，搁我身上我也高兴得睡不着。但是吧，过喜伤心，太兴奋了会让心气涣散、神不守舍，所以你才睡不着。"给他开了补血敛气、安神定志的药方，我还叮嘱他一定要注意控制情绪，把自己的喜悦淡化一些。要是他能做到的话，很快就会没事的。

这里我讲他的故事，是想告诉大家，不管是高兴还是伤心，任何情绪，过分了都不好。要是你也遇上千载难逢的喜事，得注意收着点，别让好事变坏事，伤了身体那就麻烦了。

早些年，我也是热血青年，情绪比较容易激动，后来把很多事情都看开了。遇上高兴事了，告诉自己别太兴奋，这只是生活中的一个小插曲，后面可能有更好的等着我；遇上心塞的事了，就跟自己说"塞翁失马焉知非福"，人生是充满戏剧性的。慢慢地，心态就平和多了，大家也不妨试试。

3_ 喜中，暴喜伤阳警惕中风心梗

首先我要跟大家解释一下什么是“喜中”，这是中医里的一个病症名，跟西医的中风类似。不过，它的名字里有一个“喜”，这表明它是大喜引起的。

《黄帝内经》中说：“人有五脏化五气，以生喜怒悲忧恐。故喜怒伤气，寒暑伤形，暴怒伤阴，暴喜伤阳。厥气上行，满脉去形。喜怒不节，寒暑过度，生乃不固。”意思是说，我们有心肝脾肺肾这五脏，它们化生出来五气，生发出喜怒悲忧恐这五种不同的情志，不管是过分喜还是过分怒，都会伤气。假如寒暑这些外邪侵犯人体，就会损伤形体。大怒会伤阴气，大喜会伤阳气。更可怕的是逆气上冲，血脉就会阻塞，形色出现突变。喜怒如果不加以节制，寒暑如果不能依例，就有伤害生命的危险。

对于暴喜伤阳，导致心神涣散，引起的类似中风的症状，中医叫它“喜中”。大家可以看到，《内经》早就告诉我们了，假如“暴喜”的情绪不能节制，是有可能出现生命危险的。因为，不管是暴怒还是暴喜，都有可能诱发心绞痛、心肌梗死或“中风”这些致命的疾病。

2015年过年的时候，我父亲的一位老朋友，我叫他杨叔叔，就被送到医院了。他是什么情况呢，这位杨叔叔去年正好80岁，生日又是在正月里，春节刚过。孩子们商量着给他过个大寿，所以那一天，那真是热闹极了，不但几个儿子、儿媳妇来了，孙子、孙媳妇也全都来了，还来了不少过去的同事和部下。

由于人太多了，家里根本不可能坐得下，孩子们在附近郊区找了个高档的饭店，摆了好几桌。为了给老人家一个惊喜，孩子们是瞒着老人做这些事情的。到了那天，直接开车把老人拉过去了。

老人家到了地方一看，嗬，这么多人，都是来给自己祝寿的，那真是高兴得合不拢嘴，一脸喜气，跟这个握手，跟那个拥抱，跟大家有说不完的话。那场面真是喜庆极了，我当时也在场。看老人家这么高兴，心里肯定也欢喜。可我也有一点担心，就怕他这么大岁数了，一下子太高兴，不知道身体受不受得了。

结果，没想到，我的担心变成了现实。下午四五点钟的时候，宾客陆陆续续都散去了，我也打算告辞。老人家依然满面笑容地送客，谈兴还非常浓。在送一位老战友的时候，他正高兴地说着话，握着对方的手，却突然开始往地上滑。我见到这种情形，心里暗叫不妙，赶紧让叫救护车。还好过年的时候不怎么堵车，救护车也来得很快，送到医院一检查，脑中风，幸好抢救得及时，这才保住了性命，也没留下什么大的后遗症。

我这位叔叔，那就是典型的“喜中”。过分的、突如其来的喜悦，导致气逆，引发内风，就出现了这种情形。除了脑中风，暴喜还容易引起心肌梗死。根据西医的解释，暴喜和暴怒的时候，会让心肌获取不到足够的血氧供应，所以轻则出现“心绞痛”，重了的，会让心肌出现大小面积不等的缺血氧性坏死，也就是“心肌梗死”。

所以，老年人，尤其是心脑血管不太好的老年人，情绪激动的时候，往往容易突然出现心脏病，那真是乐极生悲，大家一定要尽量避免这种现象出现。

年轻人也别觉得这事跟你没关系，虽然跟老年人相比，你们的心血管更强健一些，但假如暴喜伤阳，也容易出现心阳虚的症状。在《血证论·脏腑病机论》中有这样一句话：“心为火脏，烛照万物。”心是阳脏，主阳气。心阳，是心气中具有温煦、推动、兴奋作用的部分。要是缺了心阳，身体就没有足够的动力来推动血液和水液的正常运行，就会身体机能衰退，最明显的症状是感到冷，而且那种冷是内寒。

比如，很多女性朋友一到冬天，那手脚都是冰凉冰凉的，为什么呢？是因为气血不足，不能到达离心脏较远的手脚。为什么气血会不足呢？因为阳虚，而且是心阳虚。在这种情况下，戴手套穿厚袜子肯定是不能解决问题的，我们还是要从提振心阳、补足心气入手。

我之前有一位患者，是个一米八的大男人，刚初秋就穿上了毛衣，我跟他说，他那是明显的心阳不足，怕冷、很容易疲惫、稍一活动就喘气憋闷、小便比较频繁，这都是心阳不振的症状。得好好调理，要不然血液瘀滞，各种病都会冒出来，心肌梗死、冠心病都是很有可能出现的。他倒是很听话，调理了一段时间，气血流通好多了，人也没那么怕冷了。

要说起来，我们的身体其实也没那么脆弱，假如你的身体非常健康，偶尔暴喜暴怒一下，倒也无妨，身体自己会调节。但假如你是个老年朋友，或者跟我这位患者一样本身就有心阳不足的症状，再来一个强烈的刺激，那身体可能就经受不起了。所以，不管你多大岁数，对这种现象都要保持警惕。

4_ 笑死人不偿命，确有其事

“笑死人不偿命”这句话大家应该都听过，可能很多人都觉得“笑死人”太夸张了，实际上，虽然笑死这种方式不大常见，但这可不是逗大家玩的，是真有这种事。

《说岳全传》第七十九回，就讲了这样的故事——笑死牛皋。话说牛皋是岳家军的一员大将，也是岳飞的结拜兄弟，他活捉到了金国元帅兀术以后，高兴坏了，骑在这个曾经不可一世的“四狼主”身上放声大笑。金兀术怒目圆睁，大叫一声“气死我也”，就一口鲜血喷出，气死了。牛皋见了以后，仰天长啸“大哥，我可替你报仇了”，说完哈哈大笑，可能是岁数大了，这一笑就没缓过气来，竟然笑死了。

在国外，关于“笑死人”的记载更多。传说古希腊画家宙克西斯画技非常出色，虽然他的画一幅也没有流传下来。但据说他的画非常逼真，他画的葡萄，能引得鸟儿都飞下来啄食。这个著名的画家，是在画阿芙洛狄特的时候死去的。阿芙洛狄特这个人，是古希腊神话中的人物，古罗马神话叫她“维纳斯”，这个名字大家可能更熟悉。这是一位爱和美的女神，特洛伊王子帕里斯曾经把她判定是最美的女神。大家应该能想到，她一定是非常美丽的。

在画这个女神的时候，雇他画这幅画的是一位女雇主，那位女士坚持要做这幅画的模特。可是显然，这位女士根本够不上女神的标准。画家宙克西斯按照要求画了，可是他画完以后，觉得这幅画太过滑稽，仰天大笑，结果就这样死了。

一位国王马蒂诺二世也是笑死的。他1396年登基为阿拉贡、巴伦西亚、撒丁、科西嘉国王和巴塞罗那伯爵，1409年加冕为西西里国王。有一次，马蒂诺吃了一整只鹅，结果消化不良了。他就卧床休息，心情怪烦闷的。于是，他最宠爱的弄臣博拉进来逗他开心。

马蒂诺问他刚才去哪儿了，博拉回答说："我在葡萄园里看见一只小鹿，它被倒吊在树上，我问为什么，人们说，这是为了惩罚它偷吃无花果。"听了以后，马蒂诺仰天狂笑，结果一命呜呼。

历史上有详尽记载的笑死的人物，还有不少。为什么人能被笑死呢？主要是大笑有可能会导致心脏衰竭、心脏骤停，人的生命也就这样终结了。

就拿马蒂诺来说吧，他原本就消化不良，脾胃不大好，气不足。这时候，再加上暴喜伤心，就会出现中医所说的"子盗母气"的情况。啥意思呢？"子"指的是脾胃，"母"指的是心。本来脾胃气不足，就会借调心之气来消化食物。而过分的喜悦会让心气涣散，心气必然特别虚亏，也就很容易引发心脏病了。

而现代医学认为，几乎所有的猝死都是因心脏损坏引起的。因为除了心脏以外，几乎没有其他任何器官的损害可以在短时间内让人丧命。不管是肾脏还是肝脏，它们的衰竭，都是一个慢性的过程。只有心脏，它的衰竭可以在瞬间致命。

而不管是暴喜还是暴怒，都会让身体分泌大量肾上腺素，这种东西可以触发人体的应激反应，比如遇到大老虎了，它会激发你的潜力，让你跑得更快。

可是，肾上腺素如果大量聚集，就会有毒性，会破坏我们的内脏。主要是因为肾上腺素主要作用在心肌细胞的感受器上，这会让心脏肌细胞薄膜上的钙离子通道全都打开。急速涌入心脏的钙离子，会导致心肌收缩。如果肾上腺素过量，这意味着钙离子会大量涌入，于是心肌持续紧缩，后果是致命的，会让心室颤动，阻碍心脏向全身输血的能力，还会导致心脏衰竭，让人丧命。

所以，假如你有心脑血管疾病，或者高血压，是不适合大笑的。如果你是脑栓塞、脑出血、蛛网膜下腔出血、心肌梗死或胸腔、腹腔、脑、心、血管外科大手术后的病人，在疾病恢复期间，都不能大笑，否则会让病情更严重，还有出现心力衰竭的危险。到那时候，可就真的是笑死人不偿命了。

5_ 心主神明，愉悦时脑筋快、效率高

在中医看来，神志方面的活动，之所以归心管，是因为我们的一切精神活动，都是脏腑功能的反映。《素问·宣明五气论》把“神”分成五个方面，并且跟五脏一一对应，也就是“心藏神，肺藏魄，肝藏魂，脾藏意，肾藏志”。所以《类经·疾病》中说：“故忧动于心则肺应，思动于心则脾应，怒动于心则肝应，恐动于心则肾应。”

虽然五脏分别有各自对应的意识活动，但由于“心为五脏六腑之大主，而

总统魂魄，兼赅意志”，所以它们最终还是要受心的管理。《素问·灵兰秘典论》说：“心者，君主之官也，神明出焉。”心作为全身的君主，主宰着我们的情志和生命活动。从这个意义来说，“心”跟我们的一切生命活动都有关系，这其中，当然也包括效率，不管是工作效率还是学习效率，都跟“心”有关系。

一直以来，我们都以为埃及金字塔是那些奴隶主强迫奴隶修建的，1990年，一位美国游客在金字塔附近游览时发生的一个小意外，让我们开始重新考虑这个所谓的事实。考古学家们发现，那些修建金字塔的人，坟墓就在法老的金字塔旁边，要是他们真的是奴隶，怎么可能有资格埋在法老旁边？

然后，研究人员继续发现，这些修金字塔的人，可能还做过外科手术，还被接过断骨，里面还有孕妇和婴儿，而且男女比例几乎一致，还有很多小孩子的骨头。种种迹象让大家得出结论，修金字塔的人是平民，而不是奴隶。男人们和自己的老婆、孩子住在一起，过着自由的生活，他们对于以神之名工作并且获得报酬是非常满意的。

再然后，从伦敦大英博物馆所藏的一块石板上，我们可以看到古埃及工人的日常工作状况，他们可以因为各种原因请假，比如被蚊虫叮咬、参加宴会、扫墓等，甚至还可以因为宿醉请假。于是，2003年，埃及最高文物委员会通过对吉萨600多座金字塔的研究，向全世界宣布：修建金字塔的人，其实过着一种非常自由、轻松的生活。

看到这个近乎颠覆性的研究成果时，其实我也没有特别震惊。这个结果多么合情合理，只有用愉悦的心情工作，才会激发个人极大的能动性，才能创造出伟大的、创造性的奇迹。

其实这个结论，据说早在1560年就有人提出了，只是因为这个言论跟教规相违背，那人被罗马教廷关进监狱了。那个人叫塔·布克，是个钟表匠。他被关起来以后，也没闲着，被安排去制造钟表。这时候他发现，无论自己多么全身心地投入工作，都不能制造出日误差低于1/10秒的钟表。可是，作为一个出

色的钟表匠，他在入狱以前，制造出的每一只钟表，日误差都在1/100秒以内。所以，他更加坚信自己的观点了，只有一个快乐的、自由的人，在畅快愉悦的心情下工作，才能取得更高的效率，获得更完美的成果。

这个道理，我自己是深有体会的。谁也不能保证自己每时每刻都是心情愉悦的，我再明白这个道理也做不到。比如我是个特别不喜欢浪费时间的人，有时候要参加一些无聊的活动，我就会觉得心情有些烦闷，想把这些时间有效利用起来，就会开小差，想要总结一下近期有哪些典型病例，最近看了哪些最新的研究成果，等等，可是这时候就会发现效率特别低，而且特别容易累。但是，我跟患者有良好互动的时候，或者我跟同行兴致勃勃交流的时候，效率就特别高，而且一点都不觉得累。

所以，心理因素对我们的影响，也许远远超出了我们自己的想象，大家自己应该也有体会。让你打上一天一夜的麻将，可能你还意犹未尽、精神得很，要是让你做自己“那份讨厌的工作”，别说一天一夜了，一个钟头你就会觉得特别累。

现代医学研究也证实了这个现象，他们认为，当一个人心情不舒畅的时候，血压和身体的氧化作用真的会降低。但是，让你做自己特别感兴趣或者让你很兴奋的事情时，身体的新陈代谢就会加快，你的效率也会变高，而且不容易产生疲劳感。

这也就是说，如果你想提高自己的效率，那就努力让心情变好一点吧，这会让你在同样的时间里有更多收获。当然，这种心情的愉悦，也不能太过了，要是太开心了，那就会心气涣散，反倒什么事情都做不了了。

6_ 笑是良药，愉快总比烦恼好

虽说“大喜伤心”，但话又说回来，只要我们的“喜”不是特别过分，它就是一剂良药，能治病。适度的喜悦，对身体会有很大好处。

有一个很牛的美国人，名叫诺曼·卡森斯，是一位著名的作家、评论家和社会活动家。他49岁的时候患了绝症，医生说他也就能活上几个月了，想要康复，也不是没有希望，只有1/500的概率。他听了以后呢，不打针也不吃药，更不肯住院，回家了，而且活得好好的。活到了54岁的时候，他突发广泛性心肌梗死，再一次生命垂危，但他又活了下来，一直活到了75岁。

这个牛人是怎么做到的呢？他把自己的经历写了篇文章，发表在《新英格兰医学杂志》上，那是一份权威的医学杂志。他自己给出的药方是，开怀大笑。这篇文章引起了很大反响，大家开始重新认识我们身体的自愈能力。后来，就出了一本名叫《笑是治病的良药》的书。

这个道理其实很多人都知道，只不过，通常只有得了绝症、放弃药物治疗的人，才能证明“笑”的效果。这样的人本来也不多，再说，得了绝症的人，很少能做到心情舒畅。郁闷还来不及，哪儿笑得出来啊？所以，像诺曼·卡森斯这样的例子不多。

在我们古代的医书上，记了不少笑能治病的事。不过，这基本上是一些很特别的疾病，是情志方面的病，所以可以单纯用笑来治疗。

比如，《医苑典故拾趣》讲了一则笑话，说我国清朝有一位巡抚大人，整天山珍海味吃着，威风凛凛到处巡视，可是竟然患了抑郁症，到处求医，怎么都治不好。后来，家人找来了一个名医赵海仙给他诊治。没想到，这个名医问完病因、把完脉以后，给出了诊断结果——月经不调。

巡抚大人一听，哈哈大笑，指着他说："我堂堂一个大男人怎么可能月经不调，你还是名医呢，真是荒唐到极点！"就把他赶走了。

从此以后，这位大人每当想到这件事就会大笑不止，还经常跟人谈起这件事，乐不可支。没想到，他的抑郁症就这样不知不觉地好了。

类似这样的例子还有不少，比如金元时期四大名医之一张子和用"三笑"治病。这可不是唐伯虎所说的"三笑"，而是逗病人笑，帮他们治疗心病。这里我不多讲了，大家只要知道，当你心里不痛快的时候，最好的办法就是做一些能让自己开怀大笑的事。

《黄帝内经》说了："喜则气和志达，营卫通利，故气缓矣。"意思是说，我们心里欢喜的时候，全身的"气"就会非常调和，运行起来也就很通畅，哪怕原本心里有些小疙瘩、小郁结、气不顺的地方，也会变得顺畅起来。这时候，路径畅通无阻，"气"运行起来也就不疾不徐，特别从容，不用我说你也知道，这是一种非常好的状态。

前面我们讲过，在我们中医里，人体的疾病基本上都离不开"气"和"血"这两方面。如果它们出问题了，时间长了身体肯定有毛病。假如气血调和畅通，那身体就会很健康。所以，每天欢欢喜喜的，对调理"气"大有好处，也就让人更健康。正所谓"一日三笑，不用吃药"嘛。

大家还应该听过一句话，叫"笑一笑，十年少"，笑还能让人更年轻。我跟大家说要多笑的时候，经常会有女性朋友问：“笑多了会不会长皱纹啊？”皱纹可不是笑出来的，而且随着年龄增长，你的皮肤肌肉松弛了，气血不能很好地到达面部，缺少了气血的滋养，皮肤就变得干枯，所以才会出现皱纹。大家可以自己想想看，那些红光满面的老太太，是不是脸上皱纹要少得多？

所以啊，女性朋友别担心笑出皱纹来，平日里心情愉悦，多笑笑，不仅能让你更健康，还能让你更年轻。“人逢喜事精神爽”，谁不愿意自己看起来容光焕发的？

不过呢，我们绝大多数人身体不适的时候，第一反应肯定是吃药，谁也不敢全靠笑来治病。即便是我，明知道情志对健康的影响，孩子生病的时候，我也肯定不会说：“别吃药了，让他多笑笑就好了。”

所以，我说笑是良药，并不是跟大家说以后生病就不用吃药了。笑是一味良药，但它更多时候是药引子，能起到点石成金、化腐朽为神奇的作用，很多看似普通的药方，加上它，会让药效变得特别好。而在没有生病的时候，它又可以起到预防保健的效果。每天开开心心的，你也就能更好地远离疾病。

7_ 养好心脑不怕衰老

这个“养心”，包含的概念是比较宽泛的，既包括生理方面的心脏，也包括情志方面的心神。因为中医的“心”有血肉之心和神明之心的区别。就像明代医学家李梴在《医学入门·脏腑》中说的那样：“有血肉之心，形如未开莲花，居肺下肝上是也。有神明之心……主宰万事万物，虚灵不昧是也。”

所以，在中医看来，心跟脑那是密不可分的。神明之心，大约相当于今天大脑的功能，所以要想脑子好使，我们得养心。而养好了心，不仅可以让你身体健康，还能让工作、学习效率更高，更能让你显得更年轻。

为什么呢？正所谓“心主气血，其华在面”的理论，我们身体气血的盛衰，从皮肤的颜色与光泽上是能够看出来的。所以，想要自己看起来更年轻的朋友们，护肤品是治标不治本的，“以内养外”才最有效。气血充足了，就可以很好地滋润皮肤，人看起来当然气色好，也显得年轻。

这只是外表，内在呢？如果气血充足，经络畅通，所有的脏腑都会更有活力。对心脏来说，血液中的含氧量充足，就会加速新陈代谢，让身体保持年轻的状态。

所以，如果能把心脑养好，不管是从外表上看起来，还是身体各脏器的实际年龄，都会更年轻一些；我们身体的灵活程度、思想的灵敏程度，也会更高一些。

那么，该怎么养心脑呢？刚才我们说了，中医里说的“心”，分为血肉之心和神明之心，首先说血肉之心，那是我们看得到摸得着的心脏。想要养好它，健康饮食是关键。

现代人的生活好了，大鱼大肉顿顿有，这对心脏其实没什么好处。所以，假如你家里生活条件很好，就得提醒自己多吃果蔬，尤其是颜色深的蔬菜，比如菠菜、胡萝卜、蓝莓等。而且，还要适当吃一些全谷物、高纤维的食物。我们中国人的饮食结构里，往往缺少坚果的成分，所以还要适当加一些花生、杏仁、核桃等食物，可以帮助促进脂肪和胆固醇代谢。

总而言之一句话，要饮食均衡、食物种类多样化，在此基础上，适当吃一些养心的食物。一般来说，红色的食物都有温补心阳的作用，比如大红枣、红柿椒、西红柿、胡萝卜、红心薯、山楂、红苹果、草莓、红米、柿子等。除了它们之外，干姜、桂皮、薤白、大麦、燕麦、茯神、黄芪、红参等，也有助于补充心阳心气。心阳不足的朋友们，可以适当吃一些。

除了食物，运动也是给心脏减龄的另一个重要方法。如果能每天抽空适量运动半小时，每周至少运动五次，效果就非常好了。具体的运动项目和运动时间，要根据每个人的体质来确定，这里我不打算多讲。

想要养好心脑，除了养我们的肉体之心，还要养神明之心。这个神明之心，就得用情志来养了。心的最佳状态是安宁，所以，如果你能做到恬淡宁静那就再好不过了。但那种状态其实非常难，谁能让自己的一颗心丝毫不起波澜，没有喜也没有悲？我自己也很难做到，但我知道，如果不能做到宠辱不惊，那就尽量让自己保持欢喜。

大家可能听过“伊甸园”这个词，传说上帝创造了人类的祖先亚当，然后怕他孤单，就取了他的一根肋骨创造出了一个女人夏娃陪伴他，俩人无忧无虑地生活在伊甸园里。这个“伊甸”是啥意思呢，它表示快乐、喜悦。所以，从这个传说中就可以看出来，人类的终极追求，不过是快乐、顺心如意罢了。

由于“心在志为喜”，心的生理功能与七情中的“喜”关系密切，所以我们应该每天保持心情愉悦。如果你每天都觉得自己活得很开心，有一种淡淡的喜悦感，那就说明心养得不错。但是也要记得，千万不要高兴过分了。因为虽然“笑一笑，十年少”，但那得是淡淡的喜悦，过于欢喜终究是不大好的。

不管你现在多大年纪、什么处境，心态乐观、笑颜常驻永远都不会错。我曾经跟一个身患绝症的患者说：“任何时候，我们都是有选择的。可能我活不到一百二十岁，这是事实，我改变不了。但是，我能让自己生命的最后几年，成为充满欢乐的岁月，这还是可以做到的。如果我能做到这一点，也许我的身体还会受心理的感染，变得更健康起来。”这个道理，我是深信不疑的，也希望能够传达给大家，养好我们的“心”，就会让身心都更加健康。

◎ 心神合一不烦躁，饮食调理最重要

心是一个特别容易受伤的部位，日常生活中会有很多事情引起情绪波动，让我们“伤心”，就连“大喜”，也会伤心。所以，想要拥有健康的心脏、安宁的心境，平日里就要好好养心。跟其他脏器一样，心脏方面的问题，也分为好几种类型，下面我们分别来看。

1. 心气虚

想要看一个人有没有心气虚，主要看三点就可以：第一，看体态，气虚的人一般都偏胖，但胖而不实，肌肤松松软软；第二，看感冒，心气虚的人都爱感冒，这是因为气不足以固表，容易外感风寒，也容易动不动就大汗淋漓；第三，心气虚的人很容易乏力，经常头晕头痛、心慌气短，稍微干点活就疲惫无力，而且胸闷不适，平时也是什么都懒得说，什么都懒得做。

对于心气虚的人，补气是关键。在饮食上一定要注意，多吃补气的食物或药物，比如鸡肉、牛肉、猪心、大米、小米、南瓜、山药、胡萝卜、香菇、各种豆类及豆制品、大枣、苹果、红薯等，芡实、黄芪、茯苓、党参、肉桂等中药材，也可以搭配着进行食疗。

至于理气、破气的食物，比如大蒜、萝卜、芜菁（大头菜）、胡椒、柚子、金橘、荸荠、芥菜、青菜、萝卜、冬瓜、山楂等食物，应该尽量少吃。不过，在补气补得太足的时候可以吃一些。

2. 心阳虚

心阳气不足，就是心阳虚。阳虚则寒自内生，气虚则血运无力，心神失养。所以，心阳虚的基本病症主要表现在心神不足、阳虚阴盛和血运障碍等几个方面。

由于心神不足，所以精神萎靡、神思衰弱、反应迟钝、迷蒙多睡、懒言声低；由于阳虚阴盛，所以畏寒喜暖、四肢冰冷；由于血运障碍，血液运行不畅，无法上荣于面部，所以形寒肢冷、面色苍白或青紫、心胸憋闷、刺痛，脉涩或结代等。心阳虚也会影响到水液代谢，心阳极虚的时候，身体还会出现尿少水肿、小便清长的现象。

总的来说，心阳虚的人应该多吃一些性温、性热的食物补阳气，比如羊肉、狗肉、牛肉、鳝鱼、虾、鲢鱼、糯米、南瓜、扁豆、板栗、韭菜、香菜、大蒜、大葱、杧果、荔枝、桃子、龙眼、金橘、杏、大枣、石榴、木瓜、榴莲、玫瑰、红茶、红参、酒、红糖等。

至于生冷的食物，比如马肉、螃蟹、牡蛎、慈姑、马齿苋、空心菜、木耳菜、竹笋、海带、荸荠、芦笋、绿豆、海带、苦瓜、西瓜、柚子、橘子、桑椹、柿子、菠萝、甘蔗、决明子、苦丁茶、黄连、石膏等，肯定是要少吃或者不吃的。如果特别想吃，也要搭配性热的调料，比如螃蟹搭配姜汁、豆浆搭配红糖等。

3. 心阴虚

特别爱操心的人，非常容易耗损心中精血，就会出现心阴虚的各种症状。心阴虚，主要表现就是心烦、心悸、失眠再加上阴虚的共同症状，以“虚热”为特点。

所以，心阴虚的人，通常比较消瘦，由于阴虚生内热，不能制火，就会出现五心烦热的现象，还容易在午后出现像潮水一样一波一波地发热；由于阴虚，津液少了，身体就比较干，容易口干咽燥，特别爱口渴，口渴的时候比较想喝凉水，不喜欢喝热水，这样的人一般尿比较黄，大便也容易干燥，舌色红，舌苔薄，甚至没有舌苔；再有一个比较主要的特征就是心阴虚的时候，心失所养，睡不安稳，容易出现失眠多梦、心悸健忘的现象。

心阴虚的人，饮食上要多吃甘凉滋润、生津养阴的食物，所以要多吃新鲜水果蔬菜。鸭肉、乌贼、螃蟹、牡蛎、海蜇、猪皮、海参、小米、大麦、小麦、蜂蜜、乳制品、豆制品、海带、冬瓜、苦瓜，以及大多数的水果蔬菜如大白菜、蘑菇、藕、胡萝卜、梨、柿子、荸荠、桑椹等，还有百合、燕窝、银耳、枸杞子、麦冬、西洋参、石斛、生地、玉竹等药食两用的食材，都适合心阴虚的人食用。

至于辛辣刺激的食物和一些炒货干品，比如狗肉、羊肉、海马、锅巴、干果、炒货、辣椒、生姜、花椒、胡椒、肉桂、大茴香、小茴香、薄荷、白酒、大蒜、韭菜、芥菜、荔枝、龙眼肉、杨梅等，以及红参、肉苁蓉、锁阳、砂仁等中药，会加速体内津液的消耗，所以不适合心阴虚的人食用。

4. 心血瘀阻

因为心主血，一旦由于某种原因导致血流失畅，或凝滞不动形成血块，或溢出血脉外身体无法吸收，就产生了瘀血。在各种瘀血中，以心血瘀阻最为常见。

判断自己是否有心血瘀阻的情况，可以先看看自己的面部、口唇、指甲、舌头，如果颜色青紫，就说明有瘀血。特别是舌头，如果上面有瘀点、瘀斑，舌底静脉凸起说明血瘀情况较重；如果是女性朋友，还可以看看自己的月事是不是正常，如果有血块也说明体内有瘀血，这样的人很多还会经期小腹疼痛、精神紧张，爱长痘；最后一个是胸区疼痛、刺痛，痛处常固定不移，病程较长还会形成肿块，而且皮色青紫，到了这个程度，就说明心血瘀阻的情况已经比较严重。

由于心血瘀阻了，所以食物自然要多选择活血补血的，以及补气理气的，让气血都通畅，才会解决瘀阻问题。黑豆、黄豆、山楂、桃仁、龙眼、红枣、香菇、茄子、油菜、杧果、红糖、黄酒、葡萄酒、玫瑰花、桃花、醋、绿茶、何首乌、阿胶、白芍、当归、枸杞子等食物和药物可以养血补血、活血化瘀；萝卜、黄花菜、海带、刀豆、蘑菇、萝卜、洋葱、佛手、橙子、柑皮、荞麦、高粱皮、刀豆、枳壳、陈皮、柴胡等食物和药物可以行气理气，大家可以把它们搭配起来食用。

至于容易胀气的食物，比如甘薯、芋艿、蚕豆、栗子；涩血的食物比如乌梅、苦瓜、柿子、李子、花生米等；辛辣油腻的食物比如肥肉、奶油、蟹黄、鱼子、巧克力、油炸食品、甜食；以及冷饮和冰冻食物比如冰激淋等，都不适合多吃。

5. 心火过旺

心是火脏，主火的，所以心火旺是大家经常遇到的情况，不过心火分实火和虚火两种，像遇到烦心或者是不平的事生气着急，夏季天气过热导致出汗多甚至中暑，这样一般产生的都是实火，表现为面红目赤、口舌糜烂、尿黄、心烦易怒等。如果是劳累过度损耗心阴，阴虚阳亢所产生心火，一般都是虚火，表现为心烦易怒、盗汗、睡眠不安等。

如果心火过旺，肯定适合多吃一些清心火的食物，比如兔肉、鸭肉、苦瓜、丝瓜、冬瓜、莲子心、藕、银耳、杏仁、苦菜、苦丁茶、芹菜、苦荞麦、穿心莲、绿豆、梨、柿子、荸荠、西瓜、橘子、山竹以及天冬、麦冬、竹叶、玄参、连翘、金银花、穿心莲、大青叶等，都可以清热去火。

至于狗肉、羊肉、葱、姜、蒜、辣椒、酒、辣椒、胡椒、花椒、荔枝、橘子、菠萝、桂圆、石榴等可以温阳的食物，心火旺的人就不适合多吃了。

另外，大家要慎用降火药，特别是虚火，因为你这种情况只能滋阴，不能降火。虚火旺的人，要多吃百合和桑葚之类既清热又滋阴的食物。

第七章

不大喜，不大悲，养好心神

和养肝养脾养肺养肾相比，养心神是一个相当抽象的问题，感觉有点看不见摸不着。其实说起来也简单，“心静则神安，神安则灾病不生”。养神，贵在心灵的平静、安宁。如此一来，就深得养神精髓了。所以，对养生来说，不仅仅饮食起居要有节制，情绪也一样，不管是大喜还是大悲，凡是过分的情绪都是不应该的，都要学习调控、节制。

1_ 养心是核心，养神是先行

一提起“养生”，很多人都马上把它等同于“养身”，这是不准确的，至少是不够明智的。正所谓“善养生者养心，不善养心者养形”，《灵枢·本神》早就告诉我们：“故智者之养生也，必顺四时而适寒暑，和喜怒而安居处，节阴阳而调刚柔，如是则僻邪不至，长生久视。”

大家看不懂这段话没关系，只要注意到“和喜怒”就可以。总体来说，养生是一个系统工程，既要养身体，还要养性情、养德行。也就是药王孙思邈所说的：“德行不克，纵服玉液金丹，未能延年。”而后两者，都是跟养心有关的。

所以，清代养生学家梁文科在其《集验良方》中说：“养生以养心为主，心不病则神不病，神不病则人不病。”把心养好了，神就不会出毛病。神不出毛病，身体也就不会生病。

因此在中医看来，对于养生来说，养心才是核心。而想要养心，养神是关键。在我们中医看来，养神甚至比你每天吃什么、不吃什么更重要。那什么是神呢？它大约等于我们今天说的心灵或者精神。或者说，我们的所有生命活动，都是神的表现。

这里我给大家举一个简单的小例子，来看看养神到底有多重要。大家应该都听过《红楼梦》，知道里面有一个心高气傲又特别漂亮的丫头，名叫晴雯，是贾宝玉的贴身丫头。

有一次，这个丫头夜里受寒了，伤风，开始发高烧。由于她是地位比较高的丫头，平时贾宝玉也很宠爱她，所以能卧床静养。本来她正好好养病呢，这时候发生了一件事。贾宝玉出门参加舅舅的生日宴会，结果不小心把身上穿的一件衣服烧了个洞。依贾家的财势，烧件衣服算什么，可是偏巧这件衣服特别名贵，是贾母送给宝玉的，是俄罗斯国用孔雀毛捻成线后织成的孔雀毛披衣，金翠辉煌、碧彩闪烁，堪称稀世珍宝。而且，第二天才是正日子，贾母特意嘱咐过，要宝玉穿这件衣服。

这下怎么办呢？补呗。丫头们偷偷把衣服拿出去找工匠织补，可是，纵然京城里的能工巧匠无数，这件衣服太名贵了，没有裁缝敢接这个活儿。没办法，只好又把衣服拿回来了。

怎么办呢？贾家倒是有孔雀线，可是不是谁都有这个手艺的。另一个丫头麝月对晴雯说："孔雀线是现成的，但这里除了你，还有谁会界线？"除了晴雯，没人能补好，可晴雯恰好病了，这就麻烦了。

要说嘛，补一件衣服能有多难？可是大家如果曾经精工织补过衣服，就会知道，修补衣服原本就是极为费神费力的，一针一线全都是心血，即便是身体非常健康，也要付出很多的精力，更何况是病人呢？而且还是这么名贵的雀金裘呢？所以，晴雯其实是不应该干这个活儿的，大家也都知道。

可是，看到宝玉愁眉苦脸的样子，晴雯自告奋勇："说不得，我挣命罢了。"怕宝玉着急，她就狠命咬牙挨着。补不上三五针就伏在枕上歇一会儿，花了大半个晚上的时间，撑到天将明，终于是补好了，达到了以假乱真的效果，宝玉倒是高兴坏了，可是晴雯的病却更严重了，等到补完时，她已经"力尽神危"地倒下了。

你要说她干什么重活了吧，也没有，不过是针线活。只是，这是极为费神的织补工作，想要补得看不出来，对手工的要求极高。所以她补两针就得细细端详一下，补个三五针就需要闭上眼睛休息一下。俗话说“闭目养神”，用眼过度，是非常伤气血的，原本已经身体不适的晴雯大病一场，这就是过度耗神的结果。后来，用了很多益神养血的药物，慢慢调理了很长时间才好。

从这个故事，我们可以看出来养神的重要性。这个养神听起来很玄妙抽象，其实也简单，大家只需要把握两个原则：一个是不要过度耗神，一个是要保持身心平静。

不要过度耗神这个道理很好理解，但我在这里想要特别提醒大家的是，一定注意不要用眼过度。中医认为，神之机在目，经常用眼用脑的人是很耗神的，可是这年头大家都天天盯着电脑、手机，眼睛很难得到休息，长期用眼过度特别伤神。所以，建议大家养成随时闭目养神的好习惯，这对于补养肝血、调理情绪也特别有好处。

2_ 以默养气，以瞑养血，以睡养精，以静养神

这句话大家可能觉得不是特别好理解，大家别着急，我们一句一句来看。先说“以默养气”，就是用平和、温顺、沉默的言行心态来养心气。这个

“默”，可不是让你什么都不说，倒头大睡，而是静默、安静。让自己安静下来，就不会消耗人体的正气。因为气是动的，静默下来，就可以养出气的潜力，让心气更足。

我有一位患者，是广播电台的节目主持人，大家都知道那是一个靠嘴吃饭的行业，可是别以为他们只有在做节目的时候才需要说话。据她说，为了保养嗓子，他们跟戏剧、歌唱行业的工作者一样，都要练声、吊嗓子。所以，工作之余也经常要开口说话。而且，他们的发声不能靠嗓子，而是要靠腹部的丹田之气才行。我们说一个人说话“中气十足”，要的就是那种感觉。可想而知，这样发声是需要耗气的。

这位患者来找我的时候，就有气血两虚的症状。可能由于是女性，想要保持身材，她相当瘦弱，脸色苍白，血虚的迹象很明显。听她讲了自己的职业和日常生活，我跟她说，她在工作中耗散了太多气，所以需要适当地静默。

静默不是说不让她说话，而是不要多说话，只要说话，就需要用气息推动声带。为什么我们十分疲惫的时候，会感觉连说话的力气都没了？就是因为说话需要耗气。所以，假如是主持人、教师、演说家等需要经常开口说话的人，平日里就应该多注意补气，可以喝一些补气的茶，用一些食疗方等，都有益于身心健康。

接下来我们看“以瞑养血”。“瞑”是闭上眼睛的意思，“死不瞑目”就是说死了都不甘心，闭不上眼睛。所以，“以瞑养血”是说，可以闭上眼睛、小小地打个瞌睡，这样能很好地养肝血。为什么睡不好会有黑眼圈呢？那就是因为晚上本该肝血得到静养的时候，你没把它养好，所以早上肝血瘀滞，就有黑眼圈了。所以，大家平时坐公交、等红绿灯以及一切有闲暇的时候，都可以闭上眼睛休息几分钟，对于恢复精力的效果特别好。

这一点刚才我们已经简单提过了，正所谓闭目养神，肝对应的是眼睛，闭上眼睛就可以涵养肝血，所以我建议大家白天的时候，要时不时地闭上眼睛小憩一下，尤其是用眼过度的人群，更要注意。

至于“以睡养精”，是说睡眠可以养好人的肾精。这个睡眠，可是有讲究的，是指顺应时令的睡眠。大家晚上要在子时以前就开始准备入睡，子时是晚上11点钟到次日凌晨1点钟，因为这时候是一天中阴气最盛、阳气衰弱的时刻，是阴阳交替之时，也是人体经气“合阴”与“合阳”的时候，这时候睡觉最能养阴，睡眠质量最好。假如能在子时睡觉，就可以养好肝血，而肝肾同源，肾精自然也会变旺。但假如你经常熬夜，那会消耗大量肾精。天长日久，各种疾病就会找上门来了。

我有一位同学，他毕业以后留在大学教书了，大学老师是有科研任务的，科研可是个苦差事，想要研究出来点东西，那可真不容易。我这位同学又是个好胜心强的人，每天晚上都熬夜，数十年如一日。我早就跟他说熬夜不好，与其熬夜，不如早点休息，早晨早点起床。可他不肯，说晚上效率高，还是坚持深夜工作。

熬夜本身已经伤精了，做的又是极其费神的科研工作，时间久了，结果可想而知。我这位同学，目前并没什么大病，但是他看起来，比我老十岁都不止。你看他那脸色，真是面如菜色，大大的眼袋，而且早早就秃顶了。长期这样耗费肾精，我真担心他哪一天身体会撑不住。所以在这里我也再次提醒喜欢熬夜的朋友们，为健康着想，你得多注意补充肾精。

最后是“以静养神”。如果平日里你是个嘻嘻哈哈、喜欢闹的人，这种外向性格有可能会伤神。如果你身体特别健康，消耗一些神，也没什么问题，身体自然能调节。但假如你的日常生活习惯本身就不大好，再不能用适当的“静”来养神，就有可能伤及身心了。这个问题，接下来我们再细说。

3_静养阴气，可保长寿

“生命在于运动”这句话，其实是相当害人的。这句话是谁说的呢？法国著名思想家伏尔泰。可能伏尔泰自己也没想到他这句话会影响这么深远，他可能只是根据个人喜好随口那么一说。因为他喜欢散步、跑步、击剑、骑马、游泳、爬山，反正是挺爱运动的。可是，假如他不喜欢运动呢，会不会还说这句话？

我们平时听人说话、引用名言，都不能断章取义，只听信只言片语，养生也是一样的道理。听到了“生命在于运动”，我们得追根溯源，弄清楚为什么要这样说，到底有没有让人信服的道理，然后再决定要不要听这句话。

事实上，那些运动量最大的人，比如运动员、健美教练，他们的平均寿命比普通人要低。德国有一个科学家叫皮捷尔·阿克斯特，他写了一本书，名字叫《懒汉的快乐》。在这本书中，他告诉我们，那些优秀的长跑运动员，到了50岁以后，就明显呈现出早衰迹象，记忆力也显著下降。但我们普通人，50岁的时候离退休还早得很，就不会有这种问题吧？

据他统计，长跑和马拉松运动员中，死于冠心病的占到了77.5%。很多非常棒的长跑运动员，都在不到50岁的时候就死于心脏病。比如，挪威的长跑奇才门森·恩斯特44岁死于心脏病，1956年奥运会万米冠军、苏联功勋运动员库茨48岁死于心脏病，蝉联1960年罗马和1964年东京奥运会马拉松冠军的埃塞俄比亚“赤脚大仙”阿贝贝·比基拉41岁死于心脏病……

你说这些人本身心脏不好吗？不可能的，假如心脏不够强壮，他们不可能成为这么厉害的运动员，取得这么好的成绩。他们能成为冠军，说明本身心脏是特别好的，但正是因为运动剧烈而且过度，所以给心脏带来了极大负担。时间长了，心脏实在承受不了。

再比如马华，年轻朋友可能不知道，稍微有点岁数的人都知道她，她是“中国健美第一人”，一个漂亮的女健美教练，提倡天天锻炼身体，可是她自己呢，1959年生的，2001年去世，大家算算她活了多少岁。

所以，说“生命在于运动”是不对的，可能生命的绽放需要运动，但长寿并不在于运动。在我们中医看来，静与动、阴与阳，关键在于一个平衡。生命不在于运动，也不在于静止，而在于阴阳平衡、动静得宜。

如果非要在动静之间有一个倾向性，那我宁愿选择静。我们可以用事实说话，大家想想看，我们常说“千年王八万年龟”，乌龟是出了名的慢性子，可是它活得长啊。虽然活不到千年万年，但活上百年还是没问题的。还有鹤，它也被视为长寿的象征，虽然会飞，可是我们见到的鹤，大都是优雅地站着吧？很少是在剧烈运动的。就连慢吞吞的大象，也能活到80岁。而陆上速度第一的猎豹，跑得倒是快，寿命却只有20年。

再看看我们人类，刚才我们说了，运动员的平均寿命并不长，而那些作家、书法家、画家和科学家等，工作性质偏静的人，长寿的不在少数。为什么平静的老奶奶寿命比老爷爷长呢？还不是因为女性属阴，相对而言偏静。所以，我倒是觉得，生命在于静养。

在中医理论中，动养阳，静养阴。阴是主内的、主休息；阳是主外的、主苏醒。所以阳气足了会让你精力充沛，但阴气不足会让你五心烦乱不得安宁。阴阳都必须要有，而且要取得一个动态的平衡，不是说一个就比另一个重要。

但人们一过四十，往往容易阴气不足。所以，养阴是一个需要引起大家注意的话题。“无病时以劳动养阳，有病时以安静养阳。动能生阳，亦能散阳。静能伤阳，亦能敛阳。”大家可以看到，在我们身体不舒服的时候，即便养阳，也是要用安静来养的。安静虽然能养阴、伤阳，但同时也能收敛阳。假如你不是身体倍儿棒的大小伙子，就更要注意多静养。

尤其是体质比较虚弱的人，更不适合运动。因为体质弱的人元气本身就不充足，如果再运动，必然会损耗更多元气，那真是雪上加霜。

但是，我这么说，也并不是排斥运动，适当的锻炼是有必要的，“流水不腐，户枢不蠹”嘛，但是，我不主张大家为了练出一块块漂亮的腹肌而做一些强烈的运动。

大家想想看，我们中国传统的养生操，不管是八段锦也好、五禽戏也好，太极也好，动作都是非常舒缓的。什么迪斯科、霹雳舞，这些肢体动作强烈的运动，我们古代的养生家是不会做的。同样是运动，有利于养生的运动，应该是相对静、缓的。像是散步、瑜伽、太极这样的运动，耗散阳气比较少，能很好地保护阴津，就比较合适。

4_欲望少一点，健康就多一些

有一副著名的自勉对联是这样说的："养心莫若寡欲，至乐无如读书。"是啊，好一句"养心莫若寡欲"。其实它的原话是这样的："养心莫善于寡欲。其为人也寡欲，虽有不存焉者，寡矣；其为人也多欲，虽有存焉者，寡矣。"

这句话是孟老夫子的原创，什么意思呢？孟子认为，修养内心的方法，没有比减少欲望更好的了。一个人如果欲望很少，那么内心即使有迷失的部分，也是很少的；一个人如果欲望很多，那么即使有保存的部分，也是很少的。

表面上看起来，孟子的养心强调的是道德层面，但实际上，它跟健康密不可分。孔老夫子早就说过"仁者寿"，而他的嫡孙子思在《中庸》里，把这个思想发扬光大了："故大德，必得其位，必得其禄，必得其名，必得其寿。"

有大德行的人，虽然不会去刻意追求功名利禄，但是"夫唯不争，故天下莫能与之争"，功名利禄会自己找上门来，而且他们还能得以长寿。大家想想看，孔子活了73岁，孟子活了84岁，庄子的年龄有疑问，有说活了84岁的，有说活了95岁的。至于老子，那是神一般的人物，不知道活了多久。别说在春秋战国那个年代，即便放在今天，也算高寿的吧？

不管生活条件、人生经历、思想观念有多大差异，他们有一个共同的特点，那就是都是“有德者”。所以，大家别再觉得道德层面的养心跟寿命没有关系，事实上他们关系大着呢。

我们还是回到孟子那句话吧，“养心莫善于寡欲”，这里的“寡欲”，不是说让大家什么欲望都不要有。虽说“无欲则刚”，但没什么人能做到没有欲望吧？我们想要长寿，这也是一种欲望。这个“寡欲”是说要尽量减少酒、色、财、气之欲，因为这些无止境的欲望，会给人带来很多烦恼。这些烦恼不仅伤身，更会让人干出伤天害理的事。而这些欲望，原本不是那么必要的。

我们还是来看一个故事吧。魏晋南北朝的时候，有一个人叫山涛，字巨源。他年少的时候，家里特别穷，但是妻子一直不嫌弃，俩人感情特别好。后来山涛发达了，虽然爵位已经等同于千乘之君，但是他不养婢妾，依然守着人老珠黄的结发妻子，至于俸禄赏赐，都散给亲戚故人，自己临终的时候，家里还很清贫。

从古到今，都有很多官吏，当官前后判若两人，但山涛不一样。他显贵以后，仍然非常正派，而且保持着节俭的习惯，也不被财富名位所诱惑。有一次，有一个人给山涛送来了上百斤丝。这个人本身不是好东西，他送礼，图的东西很奇怪，不是要职权官位，而是想要一个好名声。而且他不只给山涛一个人送了，而是给满朝公卿都送了。

山涛不想要他送的礼，但他听说别人都接受了，也不想跟别人不一样，就把它收下了，藏在阁楼上。后来这件事东窗事发，凡是收受贿赂的人都被检举了，山涛当然也被揪出来了。山涛就把丝拿出来，交给办案的官吏。官吏一看，丝上积满尘土，封条印章未动。这件事传出来，山涛得到了“悬丝尚书”的美名。

魏晋时期的人普遍比较狂傲，想让一个人瞧得上另一个人，那是很难的。但山涛做到了，跟他同时代的王戎，是“竹林七贤”之一，曾经这样盛赞山涛：“山涛就像未经琢磨的玉和未经冶炼的金一样。人们往往都欣赏玉和金光彩夺目的外表，而对未经琢磨的玉和未经冶炼的金，却不知道它们内在的高贵质地。”

《世说新语》里也记载了一个关于他的故事，说晋武帝每次赏赐东西给山涛，总是很少。谢安就拿这件事问子侄们，这是什么原因，谢玄答道：“这应该是由于受赐的人要求得不多，才使得赏赐的人不觉得少。”

他就是这样一个高贵、寡欲的人，任何时候都知道自己在做什么，既清心又寡欲。在魏晋那个狂傲文人朝不保夕的危险境地里，他活到了79岁，安然离世，那是相当不容易的。

从我这些只言片语里，大家应该能感受到他的人品。有这样德行的人，焉能不健康？就像白居易说的那样：“自静其心延寿命，无求于物长精神。”欲望不多的人，满足感和幸福感就多，这些正面的情志，对身心健康肯定是有好处的。

《易经》上说：“积善之家，必有余庆；积不善之家，必有余殃。”一家人是这样，一个人的身体也是这样，你清心寡欲、积存善念，时间久了，就一定会有剩余的幸福留给身体去享用，你也就更容易延年益寿，大家想想是不是这个道理呢？

5_吃什么能让我们恢复元气

提到“气”这个概念，很多人都会觉得头痛，的确，中医里面有很多“气”，初学中医者很多人都经常闹不清楚，更别说大家了。但这个概念太重要了，我们是避不开的。

简单来说，中医一般把气分成三类：第一类是元气，是受之于父母、先天的气，它是人体生命活动的根本能量，也是生命的根本所在。元气耗尽，生命也就终结了。所以《庄子》说“气聚则生，气散则死”，说的就是“元气”。日常生活中，很多事情会伤害元气，比如纵欲、熬夜、动怒等，以及疾病，尤其是动手术，会让人“元气大伤”。第二类是水谷之气，也就是我们吃饭、喝水以后，通过脾胃的运化，产生的精微之气。这一类气，主要是跟食物和营养有关。第三类是通过呼吸吸入的清气，大约相当于空气，这个气，主要靠肺脏。

这三类气，都跟健康密切相关，这里我们主要谈“元气”。小孩子不管体质强弱，元气都是满满的，所以基本上，我们看到孩子都是面色红润、活力十足的。而那些久病之人、重病之人、劳累过度的人、后天失养的人、年老体弱的人，由于元气不足、长期气虚，会导致脏腑功能衰退，明显的表现就是面色无华、声音低微、神疲乏力、呼吸气短、头晕目眩。

刚才我提了一下，很多因素可以伤元气，如果你经常出现过度的情绪波动，大悲大怒大喜等，或者长期精神压力过大、过度劳累，经常加班、熬夜等，或者久病未愈、外伤或手术失血过多，往往都是元气不足的。如果你是女性，月经经血量大，甚至过多，或者做过人工流产手术等，通常都会大伤元气，也需要注意恢复元气。

那么，该怎么做才能恢复元气呢？最健康也最安全的方法，肯定要数食疗了。但是我要把丑话说在前面，要是你指望吃上一两顿，就能解决问题，那肯定是不现实的。食疗一定是需要长期坚持的，它不是狼虎之药，而是会以“润物细无声”的方式发挥作用。所以大家一定不能心急，一定要坚持。而且，任何食疗的过程，除了要忌口之外，都要保证营养均衡。

能够恢复元气的食物，大都是能够让人有力气的，比如黑芝麻、核桃、桑椹、豹肉、莲子、桂圆肉、山药、鸡蛋等。就拿鸡蛋来说吧，据说阿拉伯人的传统习俗，要在婚礼前几天，让新郎多吃葱炒鸡蛋。为什么呢？为了保证新婚之夜性生活的美满。我国也有一些地区，有新婚之夜前吃煎煮鸡蛋的习俗，就是因为新婚体力消耗比较大，为了帮助他们恢复体力。

基本上，能够帮助滋养肾精的食物，都有助于恢复元气。而肾为水脏，所以海产品大都能帮助补元气，如龙虾、海胆、海参、鳝鱼、贝壳类、海藻类等都可以。

这些食物，建议大家平时自己做饭的时候，可以把它们相互搭配着吃，也可以熬点药膳粥喝，就能很好地补益元气。比如，我自己会时不时喝一顿黑豆红枣龙眼粥，它对于气虚心悸、气血亏损、身体虚弱的人都很适合，可以很好地滋补身体。

但是，由于食疗效果比较慢，也比较柔和。大家如果是那种刚做完手术这种大伤元气的情况，单靠食疗的效力，会显得不太够，这时候建议大家可以用一些药物。

中医有很多补气的药，常见的有人参、黄芪、党参、白术、山药、甘草等，它们都能补气，但又各有侧重，比如党参侧重补脾气，黄芪侧重补肺气，但人参是大补元气的，尤其是野山参，效果是最好的。

所以，恢复元气最好的补品，是人参。它大补元气，有补益强壮的作用，适用于久病体虚、心悸怔忡、自汗肢冷、气短、虚脱、心衰、神经衰弱等诸多症状。我们可以把人参切成片含服，还可以每天用一两片人参，配上滋阴的枸杞子泡水喝。

要说人参有什么缺点，那就是价格比较贵。相对而言，黄芪的性价比就很高了，民间流传着“常喝黄芪汤，防病保健康”的俗谚。黄芪茶能补中益气，而且补而不腻，对气虚和贫血症状都有很好的改善作用。大家也可以经常用黄芪泡水当茶喝。

除了人参、黄芪之外，灵芝等补品也是补益保健的佳品，大家也可以尝试。但一旦涉及药物，我都会建议大家遵医嘱，让医生根据你自己身体的具体情况给出建议，这样效果才更好。

6_ 离自然界越近越好

中国古代哲学讲究“天人合一”，大自然不是用来被征服的，我们本来就是从大自然中来的，是自然界的一部分，活在自然界里。我们想要过得好，就得天人同一，遵循大自然的规律，多亲近大自然，多接地气。

以前对门邻居家的小孩子，也就三四岁，但脾气特别大，非常暴躁，闹起来能闹上一整天。我们那房子的隔音效果其实已经不错了，可你整天能听到他在家里鬼哭狼嚎，打也打了，骂也骂了，根本没用，谁都拿他没办法。

后来有一天，在楼下遇到邻居，跟他们多聊了几句，孩子妈妈特别无奈地跟我说，这孩子真是没治了，别的孩子希望往外跑，他可不，根本不愿意出门走动，整天在家中看电视。才那么小，就喜欢玩手机，不给他玩就发脾气。

其实在精神科医生看来，当一个人只愿意在家上网、看电视，哪怕在家里无所事事也不愿意出门，那么精神健康是存在问题的。这个孩子还这么小，会不会就精神健康出问题，我也不敢下定论。但我知道，这种状态肯定是不对的。所以我很认真地跟孩子妈妈说，你一定要想办法多带他出去走走，多接触大自然。

后来，我听说孩子妈妈一狠心，把他送到自己农村老家，交给姥姥、姥爷带。在农村待了两三个月以后，孩子被接回来了。穿着打扮土是土了点，但精神状态明显好多了，好几天都没听到他大喊大叫了。

又过了一阵儿，有一个周末，我停车的时候正好遇到妈妈和孩子郊游回来，俩人都很高兴。我跟孩子聊了几句，问他郊外好不好玩啊，他说好玩，姥姥家更好玩，到处都是绿色的，有山有水，有牛羊，还有好吃的野果子，有萤火虫，还有好多小朋友和他一起玩捉迷藏，还能抓鱼。

虽然孩子的表达能力还不是特别好，但你能从他的语言里感受到那份快乐。跟几个月之前那个打死都不愿意出门的孩子相比，他明显健康多了，这才是一个孩子应该有的状态。孩子妈妈也特高兴，说现在每到周末就带孩子出去玩，全家都很开心。

大家别觉得孩子不懂事，其实他们比成年人更敏锐，更清楚哪些是好的，哪些是坏的。当他们跟大自然接触的时候，玩泥巴、抓小虫子的时候，会有发自内心的快乐。

我们成年人，已经有相当一部分人失去了这种快乐的能力。尤其是一些时髦女性，嫌泥土脏，对自然风光丝毫没有感觉。看到她们，我总会觉得充满怜悯，她们不知道自己丢掉的东西多么宝贵。

所以，很多白领女性或者有学习障碍的孩子来找我调理身体，我都会建议他们，能不能抽出时间来，去度假村或者农场住上一个月，每天不要想工作和学习，就只是玩，和大自然打成一片，看看有什么变化出现。能够听取这个建议的人不多，但根据反馈回来的情况，凡是这么做的，基本上没有不一扫阴霾的，他们的心情和健康都大有改善。

我每天上班工作，跟大家一样，也是在钢筋水泥的城市，坐在那一方诊室里。但只要休息的时候，我会尽可能地去远郊，在大自然的怀抱里散散步、爬爬山、做做深呼吸，身体明显能感觉到肌肉放松的那种舒适感。

现代人接地气的机会不多，我们住在楼房里，大多数情况下都悬在半空中，上下班靠车辆。除了空气，有多少人已经跟大自然中的东西久违了？

让大家放下工作去做农夫，那是不可能的，更可行的办法是，我们要尽量创造机会跟大自然接触。在家里种种花草是一种办法，但家里阳台上种的花草，尽管阳光充足，你也精心侍弄了，但它就是长不快也长不好。为什么呢？花艺师父说了，因为不能“接地气”，只有在大地上生长的植物，才可以接地气，尽管环境恶劣，也长得更健壮、花开得更鲜艳。花儿尚且如此，人呢？

所以，除了周末去郊外，大家平时如果感觉压力大，也可以选择一条有林荫道的上班路线，提前一两站下车，走上十五、二十分钟，每天坚持，效果也会特别好。

这种做法，不是我发明的，是澳大利亚和英国的心理学家发现的。他们认为，压力大的时候，接触绿色以及拥抱大树，能让人身心变轻松。所以，大家要是在国外看到有人抱着大树，别觉得他们是神经病，那是在跟大树“亲密接触”，给自己减压，大家也不妨试试看。

7_ 生活太快，亚健康根本停不下来

生活在一线大城市里的人，对快节奏的生活应该一点都不陌生。我们可能都已经习惯了这一切，甚至都不会察觉，以为天经地义就应该这样过。然而，

当你看到四川人民的生活以后，当你出去旅行被酒店告知早餐的供应时间是“8：30～10：00”的时候，可能会感觉到，原来自己的生活节奏是那么快，难怪，有那么多身心处于亚健康状态的人。

有一回我给一女士开方子呢，她看我一样一样地写药名，还时不时斟酌一下，就催我：“董大夫您能不能快点，我这还急着赶饭局呢。”

我看了她一眼，干脆停住笔：“你这病得不轻啊。”她一惊：“我这不就是头痛、月经不调吗？本来也不是啥大事，就是找您调理一下，这还是我妈催我来的，要我自己肯定不来看医生，您可别吓我。”

我说：“我这不是吓你，你这是典型的快节奏综合征，看起来不是啥大毛病，不过是植物神经系统功能失调。但时间长了，身体肯定吃不消，啥病都有可能出现。你自己想想看吧，你的生活节奏是不是太快了？”

她回答我的是：“谁不是这样的啊？我身边的人，一个个不仅开车快，走路也一阵风，我们都网购，因为没时间逛街。出去吃饭我们也吃快餐，哪儿有时间等那么久。您再看看大街上，一个个急着闯红灯过马路的年轻人，谁不是忙忙碌碌行色匆匆的？再说了，大夫您不也得快点给人看病吗，外面那么多人排队等号呢。”

我觉得有必要跟她多谈谈，就请她别着急赶饭局，能不能跟我讲讲自己的生活状态，也算是给自己的一个总结。她想了想答应了，总算是耐心跟我讲了会儿。

据她说，有一次跟朋友吃饭，大家选了一家餐厅吃烤鱼，等了十多分钟还没上菜，她们全都急了，叫来服务员要求撤单，不吃了。服务员跟她们解释鱼要现杀现烤，所以比较慢。她们也表示理解，可就是等不下去，心里急得慌。

至于逛街这种“陋习”，早已被她舍弃，“哪儿有那个时间逛街啊，我顶多逛超市。”她去超市，那也不是逛，而是购物，按照列好的清单直奔目的地，拿上东西就走，就像一场争分夺秒的战斗。

要说这种节约时间、高效率的做法是值得赞扬的，但她有点过分了，有一次在一家不太常去的超市里，花了一分钟还没找到卖酸奶的区域，她就想发脾气了。要是排队结账的人太多，超过五位，她甚至会想把东西丢下不买了。跟我讲的时候，她自己也觉得这样好像不大好，但依然不觉得这是问题，只认为自己是见不得浪费时间。

至于出去旅游，本来应该是放松身心的，可她和朋友们，把行程安排得满满的，生怕假期糟蹋了一分一秒。查了旅行攻略以后，密密麻麻的旅行规划上，一点空余时间都没有。以至于他们发现一处好玩的景点时，只因为计划的行程上没有，就根本没时间去玩。至于计划上有的景点，也是走马观花，拍拍照片晒在朋友圈，立马就走了。这种旅行，跟休闲无关，跟放松无关，纯粹是找罪受。

可是，她真的节约下来时间了吗？我问她，你每天生活节奏这么快，节约出来的时间都用在哪里了？她想了想跟我说："上网看新闻、刷朋友圈。"显然，这个答案她自己也不满意，不好意思地补充了一句："了解一下国家大事嘛，也跟朋友们联络一下感情。"这个解释不管她自己信不信，反正我是不信。

我相信很多人都是这样的，虽然你们的生活节奏很快，看起来效率非常高，节约出了很多时间，可实际上，这些时间并没有被得到有效利用，没有真的给你们带来什么价值。所以，这种快，其实是没什么意义的，只会给你的身心健康带来伤害。

很多人说自己性急，你急什么呢，很多时候很多事都像是北京早晚高峰期的路，你着急一点用都没有，反正急也是堵，不急也是堵。着急忙慌赶到前面去，还是堵。

约翰·列侬早就说过："当我们正在为生活疲于奔命的时候，生活已经离我们而去。"这话挺文艺的，用我们医生的话来说，那就是："生活节奏太快，身心疾病都找上来。"

在快节奏的生活里，人会不由自主地精神压力过大、心理紧张、不安，前面我们已经讲了很多，精神压力大对身体健康是有很多坏影响的。所以，不管你是不是工作狂，不管你多追求效率，都要记得张弛有度，让自己紧绷的神经能够松一松，这样才能可持续发展下去。

8_简单活，就是好好活

在物欲横流的时代里，讲简单生活，显得是那么不合时宜，跟世界有点格格不入。可是，我还是要讲，因为这才是正确的生活方式，是最好的生活方式，如果你想让自己感觉幸福的话。

前些日子看到一篇文章，让我感触颇深，它跟我一贯的思想也非常一致，在这里给大家简单介绍一下。文章讲的是，早在1988年，24岁的霍华德·金森是美国哥伦比亚大学哲学系的博士。他选择了“人的幸福感取决于什么”作为毕业论文的课题。为了得出结论，他需要进行数据统计啊，所以就向市民随机派发出了一万份问卷。在问卷中，有详细的个人资料登记，还有5个选项，你认为自己处于哪种状态：A.非常幸福。B.幸福。C.一般。D.痛苦。E非常痛苦。两个多月以后，他收回了5200多张有效问卷。而其中，只有121人认为自己非常幸福。

这121个人就是霍华德的研究对象了，按照他们提供的个人资料，霍华德进行了详细的调查分析。他反省，其中有50个人属于成功人士，他们的幸福感来源于事业有成，这个很好理解。而另外71个人，都是大家口中的普通人，有公司小职员、有菜农、有家庭主妇，甚至还有流浪汉。为什么他们也认为自己非常幸福呢？霍华德得出的结论是，他们虽然事业上不算成功，性格也各不相同，但唯一的共同点是对物质都没有太多要求，安贫乐道，相当享受自己平淡的简单生活。

于是，霍华德得出了自己的论文结论：世上有两种人最幸福，一种是功成名就的成功者，一种是淡泊简单的普通人。所以，如果你才能出众，可以通过拼搏事业获得成功，让自己获得幸福；如果你是平凡的人，可以通过减少欲望、让内心更平静来获得幸福。这篇论文受到导师赞扬，获得了“优”。

按说，事情应该到此为止了，但一晃二十多年过去了，留校任教的霍华德也成了知名教授。2009年，一个非常偶然的机会，他又看到了自己那篇博士论文，好奇当年那121名认为自己非常幸福的人，现在过得怎么样，是不是还很幸福。

说干就干，他花了三个月时间，对这些人又进行了一次调查。结果出来了，在那71名平凡人中，除了2个人去世，其他69人的生活发生了不同程度的变化，有的功成名就了，有的依然平凡，有的因为意外生活变得很糟糕，但是他们所有人都仍然觉得自己“非常幸福”。而那50名成功者呢？他们的生活也有变化，只有9个人仍然风光无限，依然觉得自己“非常幸福”，但另外的41个人里，有23个人觉得自己的生活状态“一般”，还有16个人因为事业不顺利选择了“痛苦”，还有2个人选择了“非常痛苦”。

这个结果让霍华德非常吃惊，他深思了很多天以后，写出了一篇名叫《幸福的密码》的文章，讲述了两次问卷调查的结果以后，他总结说，凡是依赖物质支撑的幸福感，都不能持久。只有心灵的淡然、简单产生的愉悦感，才是幸

福的真正密码。

这个结果，应该会让很多人感到意外吧？我并不吃惊，这个道理，我们的古人不是不知道，在《黄帝内经》中，想要养生，第一位是“养心”，关键是内心要“恬淡虚无”，心境清静、寡欲、简单，就能养好心，也能帮助养好身。

简单的生活，就是最好的生活。它会让你找到内心的平静，看到真正的自己，发现那些欲望是多么多余。

一位名叫梭罗的西方哲学家说：“大多数所谓豪华和舒适的生活，不仅不是必不可少的，反而是人类进步的障碍，对此，有识之士更愿选择比穷人还要简单和粗陋的生活，简单和单纯的生活有利于消除物质与生命本质之间的隔阂。为了获得圆满无悔的一生，我们必须认清哪些是我们必须拥有的，哪些是可有可无的，哪些是必须丢弃的。”

这话让我真是心有戚戚焉。只不过，我做不到像他那样潇洒。这位哈佛大学的高才生，曾经丢下一切，跑到瓦尔登湖畔隐居了两年，在这两年里他自己耕种，自给自足，体验简朴和接近自然的生活，写出了著名的《瓦尔登湖》。我肯定不能不管不顾，放下工作，去体验最自然、最简单、最淳朴的生活，只能尽可能让自己过得简单。

很多人跟我讲过，当你真的去追求简单生活的时候，会发现简单很难。其实，不是简单很难，是你太复杂了，欲望太多，所以简单才难。

不管大家是不是能真的做到简单地活着、纯粹地活着、本真地活着，我都希望大家能重新审视自己的生活，寻找更加简单、高效的生活方式，明白“惜衣惜食，非为惜财缘惜福；爱人爱物，到了方知爱自己”的道理。

9_ 不以物喜，不以己悲

老实说，“不以物喜，不以己悲”这种境界，我自己也是做不到的。钱包丢了我可以不难过，但亲友离世我是做不到不伤悲的。升职加薪我可以不大喜，但治好了棘手的病例我会有成就感，忍不住会喜悦。

所以，无悲无喜的境界固然好，却绝对不是容易达到的。但达不到不代表它没有意义，“虽不能至，心向往之”，它可以成为我们追求的一个目标嘛。我们可以先从“宠辱不惊”做起，慢慢地，让身外之物少去打扰我们的内心。

一说起“宠辱不惊”，我就会想到一位长辈，他可以现身说法，很好地证明这句话。

那位老人家是老革命了，小时候是遗腹子，妈妈生他的时候岁数也大了，本来就不想要他，结果他命大，妈妈怎么折腾都没流产，没办法才把他生了下来。他先天体质并不好，而且家里赤贫，吃不饱穿不暖。勉强活了下来，十来岁就参军闹革命，年轻时着实吃了不少苦。你要说他生长发育期间好好保养了，谁都不信。

后来解放了，他也做了一个不大不小的官，成立了家庭。可是没消停多久，又开始闹“文化大革命”，他被人抓去批斗。这一斗，又是十多年过去了。等到“文革”结束，他已经是四十好几的人了。

也就是说，他的整个少年、青年、壮年时期，并没有很好的条件让他养身体。可就是这位老人家，今年正好八十八岁，身体还很硬朗。给他把脉的时候，我总是啧啧称奇，他的身体状况比很多四十多岁的人都好。血压也不高、腿脚也灵活，除了略微有点重听，啥毛病都没有。

每当别人问他养生的诀窍时，他都会笑着说：“我哪儿有啥诀窍啊，从来不吃补品的。”我仔细观察的结果是，他的确没什么算得上养生诀窍的习惯，如果非说有什么诀窍，那就是老人家心态特别好、心地特别善良。

“文革”的时候，大冬天的，他好歹是一个干部，被造反派又打又骂，还被派去挖鱼塘里的淤泥，那个狼狈样真是别提了，可他依然一副无所谓的样子。我经常会想，自己在那个境地，能不能做到他那样的云淡风轻？

他不沾烟嗜酒、不打牌赌博，虽然文化程度不高，但特别爱学习，退休以后爱上了书法绘画，经常挥毫泼墨，写完画完随手丢掉，自得其乐。老人家饮食也很清淡，现在基本上吃素了，年轻的时候则是有什么吃什么，不讲究也不计较。

日常生活中，他性子也特别随和，没有一点架子。平日里去公园遛弯的时候，遇到有人攀折树枝摘花朵，他都会过去跟人聊几句，和颜悦色地制止人家。有些人不太友善，斥责他多管闲事，他也不生气。遇到有人乱丢垃圾，他就捡起来，老是笑眯眯的。

我觉得这位长辈的生活状态非常好，真的是已经到了某种境界。人生在世，哪儿能事事都顺心如意呢？遇上了不如意的事怎么办啊？把自己气死也没用，事情该怎样还是怎样。我们最应该做的，只能是调整自己的心态。

中华民国的元老于右任先生，一生传奇，历经很多沧桑磨难、浮浮沉沉，享年八十六岁。他晚年的时候，有人问养生之道，他指了指客厅那幅字画。那是一幅莲花图，上面写着一副对联：不思八九；常想一二。横批是“如意”。

这副对联非常好，古人说：“不如意事常八九，可与语人无二三。”既然这样，那我们就别总去想那八九分不如意的事，多去想那一两分顺心的事，这样不就如意了吗？

从正常人性来看，得到了当然会高兴，失去了自然会难过，要做到“得失随缘、心无增减”肯定是不容易的。所以，如果大家做不到宠辱不惊、心如止水，如果你经常会为那些不如意的事烦心，可以多想想《塞翁失马》的故事，福祸原本就是相生的。懂得从正反两面来看问题，从事物的正面看到它的反面，在好事中发现坏事，在坏事中看到好事，我们可能也就不会太在意一件事情的好坏得失了。

当我们学会辩证地看问题以后，对待这个世界的态度，可能就会更加宽容、感恩，就不那么容易累积负面情绪了，心境也就会慢慢地变得更平和成熟，更淡泊宁静了。

第八章 不着急，不着慌，从容淡定

我们在这个世界上生活，一生中难免会碰到不如意甚至危急的状况，工作不顺心、创业失败、升职无望、失恋、婚姻不和谐、亲人去世，等等，怎么办呢？是不是必须要沮丧才可以？肯定不是的，虽然我们不大可能做到像庄子那样，妻子去世了鼓盆而歌，但在面对不如意的时候，我们还是可以控制自己的态度。即便是输了，也可以用优雅高贵的姿态，从容淡定，更漂亮，也更健康。

1_ 家家有本难念的经

俗话说“家家有本难念的经”，这话太对了。当你觉得自己是全天下最倒霉的人时，殊不知，有成千上万的人跟你一样，都在认为自己是最倒霉的人，怎么摊上了全世界最倒霉的事。

要是其他事吧，还好办，工作实在不顺心换个地方就好，朋友不地道大不了绝交，陌生人招惹你了以后也不会再打交道，这些都还相对比较好解决。可是，涉及家庭、家人的时候，谁处理起来都会觉得棘手。偏偏，谁也没办法保证家庭和睦没有烦心事，别说你我了，连女王她也没办法。

英国女王伊丽莎白，那一向是优雅端庄、谨慎得体，在公众面前的形象维护得非常好，可是奈何家里其他成员不给面子，也真是够让女王头痛的。

先是女王自己的老公菲利普亲王，那是个口无遮拦的人，雷人语录不断，有个这样不省心的老公也就罢了，孩子们也不能让他安心。戴安娜王妃和查尔斯王子离婚的事大家应该都知道，这场被誉为童话故事的婚姻最终还是破裂了，给女王带来了前所未有的信任危机，形象大受影响。

儿子闹离婚，女儿也不甘落后。女王唯一的女儿安妮公主，也曾经是小报追逐的对象。她发现老公在外面有私生子，所以狼狈离婚了。

除了老公和儿女，孙子也让人头痛。在很长一段时间里，哈里王子在媒体眼中一直是野孩子形象，16岁的时候就被曝光饮用大麻酒和抽大麻烟，还被送去戒毒所待了一天。不仅桀骜不驯，而且这位小王子跟爷爷一样口无遮拦，经常失言，自己形象大损的同时也让女王颜面尽失。

看到这里，大家会不会觉得心理平衡了一点？原来女王家也跟任何一个家庭一样，虽然锦衣玉食、尊荣无限，可是依然挡不住各种各样的烦恼。谁家还没点烦心事啊？你看着别人过得很好，别人还觉着你过得很好呢，人往往都喜欢羡慕别人。

下一次，当你为日常琐事烦恼的时候，别老觉得上天对不起自己，专找你的麻烦。其实，过日子，磕磕绊绊那是在所难免的。别人跟你一样会遇上这些事，只不过他们掩饰得比较好，或者处理得比较好，让你不知道罢了。

当你真的意识到了，柴米油盐的生活中总会有一些不那么愉快的小插曲，这是一种常态，可能就更容易去接受这个事实了。接受了之后，就试着去用更平静的心态来面对。如果能平静地面对了，也就可以想出更好的解决办法了，就像《大学》里说的那样：“定而后能静，静而后能安，安而后能虑，虑而后能得。”

俄国著名作家托尔斯泰的名著《安娜·卡列尼娜》开篇就说了：“幸福的家庭都是相似的，不幸的家庭各有各的不幸。”虽然家家都有自己的烦心事，但想要解决这个问题，办法倒是相似的，肯吃亏、宽容不计较，基本上问题也就迎刃而解了。

2_ 别让坏情绪操控你和身边人

我们打个比方，假如，我因为个人私事心情不好，没能控制住情绪。你来到我诊室的时候，看到我脸上明显带着怒气。你很清楚那不是因你而起的，你跟我又无冤无仇也没有得罪我。但是，接下来我跟你聊天、给你诊病的过程中，你是不是会心里犯嘀咕呢？是不是会担心我不能好好给你诊断、开方子呢？一定会的。等你走出诊室，对于手里的药方不会那么有信心，心情也会不大痛快。于是在接下来的相当长一段时间里，你可能对自己遇到的所有人和事，都不会那么友善。

就这样，坏情绪成功地操纵了我，还操纵了你。有人说，世间最下流的事，莫如把生气的脸摆给旁人看。某种意义上来说，这话并不夸张。你凭什么摆出一张臭脸给别人看？凭什么把坏情绪传染给别人？成年人的基本道德之一，就是不给别人添堵。你没能控制住自己的坏情绪，在言行举止中表露出来了，这就是给别人添堵。

很多人会说："不是我脾气坏、爱给人脸看，实在是不怎么幸运，老是遇到倒霉事。要是我跟董大夫您一样什么事情都顺顺利利，还有这样一份让人羡慕的工作，我也不会天天生气。”你们怎么知道我就一切顺利呢？我也有很多烦心事，但我还是能做到每天都乐呵呵的。

这里我想跟大家一起弄清楚一件事：到底生气是不是必然的。美国有一个心理学家叫艾利斯，他认为，我们的情绪和行为反应，不是由某一事件（A）直接引起，而是由经受这一事件的个体对它的认知和评价所产生的信念（B）引起的，是这些信念导致了在特定情景下的情绪和行为后果（C）。它被称为ABC理论。

有了这个理论，我们就能解释，为什么同样的事情，发生在不同的人身上，会出现不同的情绪和结果。甚至，同样的事情发生在同一个人身上，由于当时场景和你心情的不同，结果也会是不一样的。

比如，你家儿媳妇刚刚给你添了个白白胖胖的孙子，你喜气洋洋地回家给她煲汤补身体。在医院门口，被一个冒冒失失的年轻人踩了一脚，你会是什么反应呢？一般人都会说“没关系，没关系”，然后很快就把这件事情忘记了对不对？

但是，假如你刚从诊室走出来，医生跟你说，你血压高、血脂高、血糖高，浑身都是毛病，一定要多注意身体，以后你爱吃的烤鸭、蜜饯、咸菜什么的都得忌口。你正满肚子郁闷呢，在医院门口被人踩了一脚，你会是什么反应呢？

这样对比一下你就能看出来，别人踩了你不是最关键的，关键是你的心情，以及你是怎样看待这件事的。所以，不是事情本身，而是你对事情的认识，决定了你的情绪和反应。

如果大家能认清楚这一点，就不会觉得“因为自己倒霉，所以没办法，不得不出现坏情绪”。你可以告诉自己，坏情绪不是一定要有的，不是必然会产生的，你能控制它。有了这个基础，我们就能更好地对付它了。

至于该怎么应对你的坏情绪，最根本的办法是转移注意力，去做一些能让你开心的事。哪些事能让你开心，我肯定不知道，这得问你自己。所以，我建议大家还是有一些兴趣爱好比较好，至少有一两个能让你特别放松、特别愉悦的爱好，会给你的生活增色不少。而且在你出现负面情绪的时候，它们还能帮你平静下来。

比如，南宋著名诗人陆游喜欢花，他想发怒的时候就去赏花；郑板桥喜欢竹子，心中不痛快的时候，他就铺好宣纸，提笔画竹，来排遣怒气；被称为“中国戏剧理论始祖”的李渔，要生气的时候就去著书写文章，用他自己的话说：“予无他癖，唯有著书。忧借以消，怒借以释，牢骚不平之气借以铲除。喜怒哀乐，皆成文章。”真是一举两得。

除了有自己的兴趣爱好，时时警醒自己也是古人常用的方法。比如，小学课本上大家可能学过《西门豹治邺》，那个下令把女巫丢到水里的西门豹，性情是比较暴躁的，容易发怒。为了控制自己，他就佩戴一块质地柔软的熟牛皮。每当想要发脾气的时候，就用手去抚摸那块软牛皮，以此来提醒自己消除怒气。很多人在书房挂上“制怒”“平和”都是这个道理，大家也不妨一试。

3_ 少发脾气多宽恕

不管是你自己还是别人，谁都难免会犯错，这时候，如果你不能选择宽恕，而是大发脾气，不管是对人际关系还是你自己的身体健康，都是没有好处的。这个道理，相信大家看到这里已经很清楚了，只是，具体做起来，还是会觉得“知易行难”。

没关系，我们可以先让自己有这个意识，然后一点点地从小事做起。我觉得，大家可以把日常生活中可能让你动气的事情，分成下面三类。然后在心里面，一类一类地分析、开解自己，慢慢做到少发脾气多宽恕。

首先，不要用自己的错误惩罚自己。我们不仅要宽容别人，更要宽恕自己。所以，不要自责内疚。冷静下来的时候自己想想看，你到底有多少烦恼是自己同自己过不去而产生的呢？我们总是为已经发生的事情后悔，遗憾自己没有做得更好。可你又不是圣人，谁能保证自己不犯错呢？如果一有过错，就陷入无尽的自责、哀怨、痛悔中，那你的人生就会像泰戈尔的一句诗歌所说的那样：如果你为错过太阳而哭泣，那么你也将失去满天的繁星。过去的事情已经过去了，我们得原谅自己。

其次，不要用自己的错误惩罚别人。自己犯了错误，大部分人都会心痛、后悔，但不少人，尤其是不少女人，恼羞成怒的时候，就喜欢给自己找借口开脱。于是，就情不自禁想要惩罚别人，这时候，男朋友、老公、孩子都有可能变成受气包，她们会冲着他们大发脾气。这就是拿自己的错误惩罚别人。女性朋友们别生气，我对你们肯定是没有恶意的，只是在客观地陈述事实罢了，你们的确更喜欢冲别人撒气，这是非常坏的习惯。当然，一些男人和老人也喜欢这样做，如果我们身上真的有这些毛病，一定要早点改过来。

最后，不要用别人的错误来惩罚自己。生气，就是在拿别人的错误来惩罚自己。拿别人的错误来惩罚自己，这不是太给别人面子了吗？没错，有时候你会遭遇别人的误解，他们可能会小瞧你、冤枉你、反对你、指责你，你满肚子的委屈，这时候，尽量不要生气。如果这时候生气，那就是拿别人的过错来惩罚你自己。这时候我们可以这样想：他识人不明，那是他的错误。我有自信，所以不需要怀疑自己，也不需要生气。

要是你不这么做呢？现实生活中，有多少人因为一点鸡毛蒜皮的事跟亲友闹翻的？大家应该见过不少了吧？很多名人也不例外。比如，被称为“西方近代天文学之父”的第谷，开普勒是他的弟子。这个大科学家，有一个著名的假鼻子。从20岁开始，他就戴着这个假鼻子了。为什么呢？

原来，第谷是一个丹麦贵族，虽然很有才华，但是为人骄傲自大，而且特别爱跟人争吵。据说他对自己的下属极其粗暴，并且和每个人进行斗争。19岁那年，读大学的时候，他因为一个数学问题跟一位同学发生争执。这原本很正常，但是俩人都喝多了，大半夜决定来一场决斗，结果，第谷的鼻子被削掉了。

他生活的那个时代还没有整容术，第谷就自己用金属做了个假鼻子，巧妙地把它安在了自己的脸上。而且他还随身带着胶水，以便随时粘他的鼻子。大家说，这又是何苦呢？

不能容人的人，往往会害惨了自己。宽恕是由自己的内心生出的，是一种善良、高贵的情感。缺少这种情感的人，很容易对这个世界心生不满、充满敌意，也就很容易出现各种负面情绪。这些坏情绪，对他自己的身心健康一定是没有好处的。

正所谓“将军额上能跑马，宰相肚里能撑船”，假如你觉得自己度量不够大，可以反省一下自己的志向是不是足够远大。一般来说，有远大抱负的人，都不太计较眼前的得失，胸襟都会更开阔一点。

听到这里的时候，有患者会问我：“我就一小老百姓，没什么志向，怎么办？”我的回答通常是：“那你一定也希望自己过得乐乐呵呵的对吧，那就别给自己添堵。宽恕别人，其实是在善待自己、解放自己。有什么人什么事比你自己更重要呢？”

最后送大家一句话，希望我们都能做到：“不责人小过，不发人隐私，不念人旧恶，三者可以养德，亦可以远害。”

4_ 不开心时就想开心的事

在我们每个人的日常生活中，不开心的事简直太常见了。比它程度深得多的、让人痛苦的事情，我们也时不时会遇到。遇到的时候怎么办呢？跟它死扛着吗？我不建议那样，更建议大家转移注意力，多想想开心的事，先让自己从情绪里走出来。这时候，再去看那件不开心的事，你会更平静一些，也就更客观一些。

2015年春节刚过，一位以前的患者过来找我聊天，纯聊天。他遇上了烦心事，在心里憋了好些天，还是想不开，也找不到人说，想来想去，找到了我。

让他烦恼的，是儿子的婚事。原来，儿子谈了个女朋友，俩人都在上海，学历、个头什么的倒也般配。他和夫人看过女孩子的照片，长得肯定算不上漂亮，但也能说得过去，脸小小的，头发长长的，挺乖巧的模样。

眼看要过年了，儿子跟他们说，女朋友马上就硕士毕业了，想带回家给他们看看。老两口挺高兴的，为了迎接他们，忙东忙西准备了好几天。可是用他的话说："打开门看到头一眼，我那心都凉透了。那脸色，是黑青的，跟照片上根本不是一个人。我在大北京这么些年，没见过那么丑的。"

我觉得他可能有点夸大其词，因为心理落差太大、太失望，所以他们两口子就把女孩子的缺点无限放大了。而我们人是非常感性的动物，第一印象很重要，一旦第一眼感觉不好，接下来就喜欢找缺点，就再也看不到姑娘的优点了。

这个道理我给他讲了，他自己也承认，可能是第一印象太差了。但他还是跟我说："你要说我虚荣吧，肯定有，我觉得儿媳妇长成这样，都没法带出去给亲戚看。她在的那几天，我吓得都没敢让亲戚们进家，就怕他们看到。我真替儿子憋屈，我那儿子个子虽然不算高，但也白白净净的，长得挺精神，怎么就看上这样一姑娘呢？"

我一直给他宽心："俗话说娶妻娶德，长成怎样不是那姑娘自己能决定的，这你也不能怪她是不是？只要人品好，对你儿子好，对你们两口子好，这不就行了吗？至于长相，说实话，这年头，要是会化妆，还有丑女吗？妆一化，绝对能变个人。姑娘还是学生，只顾学习，可能还不大会打扮自己，所以才素颜见你们。这是好事啊，你是娶儿媳妇呢，又不是找交际花是不是？你看看普希金，娶了个大美人，还不是为她丢了性命？"

他点头称是："你说的也有道理。可我就是想不开，我本来就比较黑，我媳妇比较白，儿子才能比较白。这要是再娶了个黑媳妇，以后生儿子也就罢了，生个女儿，黑成那样可怎么办？"我是真心觉得他想太多了，而且钻上了牛角尖，专门往坏的方面想。

怎么办呢，还是继续开导他吧："你呀，就是太悲观，总往坏处想。越是不开心的时候，越是要想点开心的事。别说现在八字还没一撇，俩人最终能不能走到一起还两说。就是儿子已经认定她、你们反对无效的时候，也要多想想好的方面，毕竟，儿孙自有儿孙福啊。"

听完以后，他看起来精神好多了："是啊，我想太多了，也想得太早了。真是谢谢您了董大夫，其实那姑娘除了长得难看，人还是挺懂事的。""这就对了嘛。”我感到很欣慰。

很多人都有这个毛病，不开心的时候，总是会让自己深陷在一件不开心的事情里，会让情绪越来越差。其实这时候，越是这样，越容易陷入恶性循环。

有人可能会问：“天天哪儿有那么多开心的事可想啊？”答案是，只要你愿意，就一定能想到。即便真的倒霉透顶，没有开心的事可以想，你也可以给心灵营造一个积极的氛围，具体做法是多想一些正面、阳光的词语，比如愉快、喜爱、欢乐、兴奋、希望、成功、光明、亮丽、轻松等。哪怕是做做白日梦，也是好的。总之，你要想办法走出负面情绪，才能更好地获得克服困难与沮丧的力量。

5_ 婆媳关系也是种缘分

提起婆媳关系，估计是个人都得感到头痛。众所周知，这是一种非常难处理的关系，而且，几乎跟每个会走进婚姻的成年人都有关系。尤其是男人，夹在你最爱的两个女人之间受气，那滋味，真够人受的。

当然，婆媳关系其实跟把他们联系在一起的那个男人有莫大的关系。如果这个男人有权威、有凝聚力，能让母亲和妻子都敬重，能够协调好各方关系，也就不会有那么多家庭矛盾。在这个问题上我还是有一些心得体会的，有机会的话可以跟大家分享。但这里，我主要是针对两位女性来讲的，毕竟她们才是直接当事人。尤其是做媳妇的那一方，毕竟对方是长辈，做晚辈的要多一些体谅、多一些包容。

大家都会觉得，在茫茫人海中遇到自己的另一半，那是缘分。可是，你的白马王子背后，基本都站着一位母亲。你跟他的母亲之间，也是有缘分的。正所谓不是一家人不进一家门，在几十亿人里，偏偏那个人就是你的婆婆，这不是缘分是什么？

有一次我跟一位女士这么讲的时候，她脱口而出："要是有缘分，那也是孽缘，我宁可不要。"那我们难道要为了婆婆跟老公离婚吗？这事也不是没发生过。但是，你换了另一个人，就没有婆婆了吗？除非他母亲早逝。所以，这种赌气的事情，大家还是不要做的好。

不管是孽缘还是善缘，大家在一个家庭里生活，那就是缘分，就要懂得珍惜。有句老话叫：十年看婆，十年看媳。别羡慕别人的媳妇好，也别羡慕别人的婆婆好，人心都是肉长的，你对她好，她还能恩将仇报不成？我相信绝大多数人都不会这样的。

我跟很多女性说过，在婆媳关系中，儿媳有十分重要的责任。俗话说："一个巴掌拍不响，两个巴掌响叮当。"在你们口中的"恶婆婆"看来，你恐怕也不是一个好媳妇。

我的经验是，作为媳妇，如果你珍惜跟丈夫的缘分，也要珍惜跟婆婆的缘分。在这里有六个字送给大家："嘴要甜，心要暖。"

先说嘴要甜。我认识一位女士，她就特别聪明，去婆婆家里的时候，你能听到她一直在夸婆婆："妈，还是您烧的菜好吃，我们单位年会，去的那可是五星级酒店，那菜比您做的可差远了。""呀，这兰花开得真好看，妈你是怎么养的啊？快教教我呗。""这几天怪冷的，妈，您穿这些太少了，可别着凉了啊。"

这些话是不是特入耳啊？老太太也特别受用，对媳妇可亲了，老是盼着她去。每次都给他们做好吃的，临走的时候还让带上一大包。

嘴巴甜点，对你没有任何损失，就能让老人家乐呵呵的，让全家的气氛其乐融融。你何乐而不为呢？很多女性对自己的妈妈嘘寒问暖、推心置腹，对婆婆却横眉冷对，那你怎么能指望婆婆对你温暖如春呢？所以，作为小辈，你应该主动跟婆婆亲热，多跟她说说话。

再说心要暖。你要把婆婆的一切“干涉”当成关心、热心。假如她是一个陌生的老太太，对你儿子的教育问题发表一下见解，我觉得很多人还是肯耐心听一听老人言的，但是换作是婆婆，你怎么就听不进去了呢？还不是因为心存敌意？

要说婆媳之间可能会有的矛盾，那简直太多了。婆婆认为儿子娶了媳妇忘了娘，媳妇觉得婆婆当自己是外人，婆媳之间对第三代的教育有分歧，两代人的生活观和消费观有差异，有的婆婆喜欢干涉儿子和儿媳妇的生活……所有这些，哪一条都可能爆发战争。

其实，即便是你自己的亲妈，你们之间也会有分歧，你嫌她观念落后，她嫌你大手大脚乱花钱，但一般都不会出问题，吵完闹完还是很亲。跟婆婆为什么做不到呢？还不是你心里没有真的把婆婆当自己人？所以啊，先从自己的观念开始转变，把自己的心变热，多给婆婆温暖，你们之间的关系就能破冰。

说到底，凡是婆媳关系不好的，一般都是因为双方不能相互体谅。如果婆媳双方都能设身处地为对方着想，相互谅解，肯定不会出现大的矛盾。要是你真能诚心尊敬、孝敬婆婆，“伸手不打笑脸人”，她一般也不会事事难为你吧？你想要别人怎么对待你，自己首先就要怎样对待别人，这句话用在婆媳关系上，也是一样适用的。

遇到了好婆婆，一定要珍惜，遇不到也没关系，做好自己的本分就好。要对陌生人生出真情，并不是容易的事，但也不算难事，只要你从心底接纳她，一切就很简单了。不管是婆婆还是媳妇，都可以试试看。

6_ 能体谅别人的人寿命会更长

为自己的人际关系苦恼的人不在少数，他们要么抱怨某某脾气不好，总是大喊大叫；要么抱怨某某不懂礼貌，不知道感恩……如果你也有这种感觉，先不要埋怨别人怎样，首先要从自身出发，试试看能不能多为别人考虑一点，多体谅一下别人。

有人问过我："我凭什么体谅别人？别人体谅过我吗？"的确，你没有义务去体谅别人，也没有人有勉强你那么做的权利。尤其是那些让你痛苦甚至痛恨的人，想要体谅他们，真的不容易，很辛苦。可是，不体谅他们，恨他们，跟他们针锋相对，真的就能解决问题吗？你真的就快乐吗？

而多体谅别人，可能会让你少几个敌人，多几个朋友。从一个医生的角度而言，它还可以让你更健康。因为能够从别人的角度来考虑问题的人，他们往往会善解人意，对人性的缺点更宽容，也不大容易动怒。

大家应该已经知道了，经常情绪波动，尤其是经常心情不好，对健康没什么好处。所以，一个懂得体谅别人的人，他们的脾气往往比较好，心态往往比较平和，身体也就更健康长寿。

我家有一位世伯，九十来岁的老人，身体挺硬朗的，每天还会戴着老花镜读书看报纸，精神状态特别好。我会定期上门给他检查一下身体，陪他聊聊天。

有一次我去他家里做客，看到他家的椅子腿上都包着椅腿套，可是他家铺的是地板砖，没有铺木地板也没有地毯，按说是不需要的。我就跟他开玩笑："您怕椅子腿冷啊？还给穿上袜子，真是暖男。"

他也笑："不是的，这房子是老房子了，隔音效果不是特别好。我怕挪动椅子的时候，吵着楼下了。"我顿时觉得很惭愧，像这种小细节，我自己是没有注意到的。但这位老人，他连这个都考虑到了。

我们俩聊天的时候，谈到广场舞。大家都知道，这项被中老年人尤其是中老年女性喜欢的活动，被很多年轻人吐槽，说他们声音太大，大清早的扰民，所以经常遭到抗议。很多老人表示不理解："年轻人为什么不能早点起床？"可是年轻人也一肚子委屈："忙了一周累成狗，周末还不能让我多睡会儿？"

公说公有理，婆说婆有理，谁都是一肚子气。跟一般老人的反应不一样，这位老人的见解是："我们应该多体谅年轻人，他们不容易，想睡个懒觉，别吵着他们了，可以把音乐声音关小点。年轻人呢，也别太大火气，对叔叔阿姨辈的人多一些宽容，世界就和平了。"

老人还跟我提起一则新闻，说很欣赏里面的主人公。那是一位重庆的老人，已经60岁了，还要上班。他知道上班辛苦，为了不和劳累一天的年轻人抢座位，自己随身携带一把折叠小板凳乘轻轨。这位老人说的是："年轻人平时工作累，我理解。大家应该相互体谅。我带着板凳，自己有位子坐，年轻人上班辛苦，多个座位给他们坐也好。"这些新闻，总能让人看到善良和理解的力量，看到人性的光芒。

我想，要是陌生人之间、亲朋好友之间，大家都能这样相互体谅，这个世界上还会有什么矛盾吗？而且，人与人之间相互理解、相互尊重，大家的身心是不是也会更健康？就像我这位世伯一样，心存善念，一副慈眉善目的老寿星模样。

我建议大家，下一次，如果你想发脾气，让自己暂停一分钟，冷静地想一想，为什么对方和你的立场不一样。每个人都会有自己的立场和想法，如果彼此不能迁就，那就很难达成共识。如果山不过来，那你就过去。对方不妥协，你就体谅他一下，表面上看起来吃亏了，事实上问题解决了，你也在这个过程中，拥有了更慈悲、宽广的胸怀，对你不会有坏处的。

7_ 想开了，说开了，路就开了

我先问大家一个问题：你的某一个邻居，每天在楼下见到你的时候，都非常热情地跟你打招呼，可是今天他却板着脸没理你。你一定会多想的对不对，这时候，你会怎么想呢？一般来说，要么认为发生了什么事让他对你有意见；要么认为他刚好有心事，烦得没顾上理你。

这时候，你会去关心他，问他有没有什么事需要帮忙吗？我相信大部分人都不会，而且，这大部分人还会疑神疑鬼，甚至有可能从此跟这个邻居形同陌路了。

其实，如果大家能把话说开，你也就不会因为这个烦恼，你们之间的关系也不会蒙上阴影了。只可惜，太多人不肯这么做，不管是夫妻之间、婆媳之间还是亲朋之间、同事之间，他们不肯坦诚相待，于是就出现了各种各样的矛盾。

有一天，我们医院某个科室的护士长紧锁双眉，两手不停按摩着心脏，生气地来找我倾诉。我见她这生气的模样，连忙问她出了什么事。原来，那天早上上班，进科室的时候，很多护士都在里面，但是居然没有一个人跟她打招呼。她顿时有些火了："我好歹也是你们的领导，再不济，我也比你们大几岁，你们不该跟我打个招呼吗？当我是空气啊。"当然，这话她没有说出口。

带着怒气，她开始给大家分配工作。可是，在她开口说话的时候，那群护士，头都不抬，各自做着手里的事。她说完了，也没有人抬起头来答应一声，根本不把她放在眼里。她越想越生气，本来都已经走出办公室了，实在气不过，又回去，冲着大家大吼一声："都听到了吗？"结果，竟然还是一片沉默，死一般的宁静。

她气得一口血都快吐出来了，怎么会这样呢？自己对着一群陌生人吼两嗓子，也会有个回音吧。怎么朝夕相处的小姑娘们，这样对自己？她说自己怎么都想不明白。我安慰了她一番，让她别往心里去，有机会我会帮她了解一下到底什么情况。

几天以后，我抽了个空找到她们科室一个性格比较直率的护士，跟她闲聊："你们护士长人挺好的，怎么听说你们老欺负她？"

没想到这位护士反应特别强烈："我们欺负她？哪儿敢啊，是她天天欺负我们吧？也不知道她是不是更年期到了，这些天，天天一脸冰霜，跟人欠了她八百万似的。上周那天更过分，一大早就脸色铁青，紧绷着脸。真是吓死人了，谁敢惹她？我们也知道她人不错，可是在那种节骨眼上，谁肯去触那个霉头啊？所以大家都不理她呗。

“我们也知道没人接她话茬会让她更生气，可是搁你，你去接那个炸药包啊？其实我们中间有个人小声跟她说了句话，但不知道她是没听到，还是压根儿不想理，就没理会她。我们谁还自讨没趣啊？可不就没人理她了。”

“那也不应该一声不吭啊，对别人的话做出回应，这是起码的礼貌嘛。再说，她比你们年长，给你们分配工作，没人搭理。换作是你，你也生气是不是？”我说。

小姑娘更委屈了：“工作上的事，我们还不是都听她的？她说什么，大家哪回不是照做了？我们没有反对意见，又不敢理她，她还要我们怎样啊？她大吼一声，真把我们吓一跳，女人更年期都这么可怕吗？还是她对我们有多大意见？”

听了她们双方各自的说辞，我还是有很多感慨的。人与人之间的理解，真的很难。你的面部表情、肢体语言、语气与反应，在别人心中都被一再解读。原本一句话就能说清楚的事，假如你不说，任由别人之间去乱想，这个误会只会越来越大。

于是，我就找到护士长，跟她委婉地讲了讲。我问她是不是最近有啥烦心事，对小姑娘们是不是太严厉了一点。她承认家里是有点事，让自己心里不太痛快。而且她根本没有注意到自己的表情和语气，我提醒她以后，她才恍然大悟：“原来是这么回事。我说怎么最近家里不顺心，工作上也跟着添乱。我以后会注意的。”

你看，很多时候，话说开了，也就没什么事了。不管是工作上还是生活中，同事也好，亲人也好，拌个嘴、闹个别扭都很正常，你能想开点，把话说开，不让误会越来越深，也就不会把这条路堵死，更不会把你们这两颗心之间的通道堵死。

所以，如果有了误解和矛盾，不要埋在心里，最好的办法就是坦诚相见，及时沟通，不然的话，坏情绪会积累、发酵，越来越糟糕。但如果说开了，你会发现，那只是小事一桩，根本没什么大不了。

8_ 凡事给自己留个适应期

大家找工作的时候，都会有一个试用期对不对？这个试用期虽然大多数时候已经形同虚设了，但其实是非常有必要的，它更像是一个适应期，让你能够适应这个新的环境，及时调整自己的心情和状态。

可是，很多人可能是对自己要求太高了，他们要求自己能迅速进入状态，并且表现得非常好。如果不能做到，就会陷入沮丧、郁闷、着急、自怜自艾的状态中。这种心情我能理解，但对这种做法肯定是不赞同的。

我希望我们这一生，在任何境况下，都能有从容淡定的心态，即便是面临全新的人和事，也能这样。其实，只要你肯给自己缓冲的时间和空间，做到这一点也不算难。但假如你特别心急，那就很困难了。

我们医院有个新来的女医生，医科的学生比其他专业要多读几年，所以她的年岁不算小了，刚工作3个月，马上就结婚了。对她来说，工作单位和婚后跟公婆一起住的生活，都是全新的环境。新的环境会激发人的潜力，但同时，也会给人特别大压力，我瞧那姑娘的情况，再发展下去就要抑郁了。

工作上不能迅速上手就不用说了，她毕竟经验不够，还有很多东西要学习，可是她要强，特别想证明自己，压力可想而知。有一次因为好心办了坏事，她又被骂了，自己在偷偷抹眼泪，我装作没看到。隔了几天，瞅了个机会，大家都在无聊地等待开会的时候，我跟她闲聊了几句。

我没多说，只是问她在这里还适应吗？新人都有一个适应阶段，慢慢来。能看出来她脸上明显有感激的神色，跟我说："工作跟我想象中不一样，可能是我期望值太高了吧。我从小到大一直表现优秀，可是现在，同事们都比我强，看他们驾轻就熟地，我挺难过的，我怎么就这么糟糕呢？"

她这就是钻牛角尖了，虽然在学校是高才生，可理论跟实践是有差异的，她必须得给自己一点时间，去了解这个环境、了解真实的工作状况。慢慢地，才能独当一面，才能表现得非常出色。

我把这个道理跟她讲了讲，然后跟她说："你呀，不要对自己要求太苛刻了，在每一个新的角色中，凡事都要给自己一个适应期，在这个期间不要给自己打分。走过了这段，再回过头去看，你会发现自己现在的烦恼，都是不必要的。"

事实就是这样。刚开始工作或者新接手一个项目，你可能抱有非常高的期望，迫切希望自己能够做得很好，能够得到别人的赏识和认同，但往往事与愿违。你需要一个适应期，需要对自己宽容一点，让自己从容一些。越是着急忙慌求认同，越容易出差错。

我那位女同事，我也不方便问她的婚姻状况，所以没提这方面的事，道理其实是一样的。即便跟男朋友恋爱多年，非常熟悉了，但婚姻生活跟恋爱完全是两回事，这个角色的转变也是比较困难的。

结婚后，蜜月过后，作为别人的妻子与儿媳妇，就得处理自己与家人之间的关系了，公公婆婆或许有不少你认为难以接受的行为，那你也得逐渐适应他们的生活习惯，还要妥善处理家务与钱上的事，这些全都是新的话题，随便拿一个出来都是一门学问。所以，一开始不适应也是很正常的。包括做公公婆婆的，可能也不适应家里多出来一个人的生活，大家都要给自己一个适应期。

大家一定要记得，陌生与变动不可怕，它们可以让我们走得更好。所以假如不如意，不要逃避退缩，第一时间去面对，让自己被境遇推着去承担、去成长。千万不要把你的精力消耗在无所适从和沮丧迷茫中，直面理想与现实的落差，在所选择的环境中善用资源，慢慢你就会发现，事情开始尽在你的掌握之中。

“《调心手册：12个特效穴位 +32道调心小食方》”

12个 特效穴位

/心包经/

心包是心脏的护卫，“邪气入里，先犯心包”，假如因为后天原因出现心血管方面的问题，我们就可以去拍打心包经。

【经络定位】

心包经的走向是起于胸中，从心脏出发，经过腋窝，沿手臂内侧的正中线到达指尖，中途经过天池、天泉、曲泽、郄门、间使、内关、大陵、劳宫、中冲九个穴位。左右手臂各有一条。

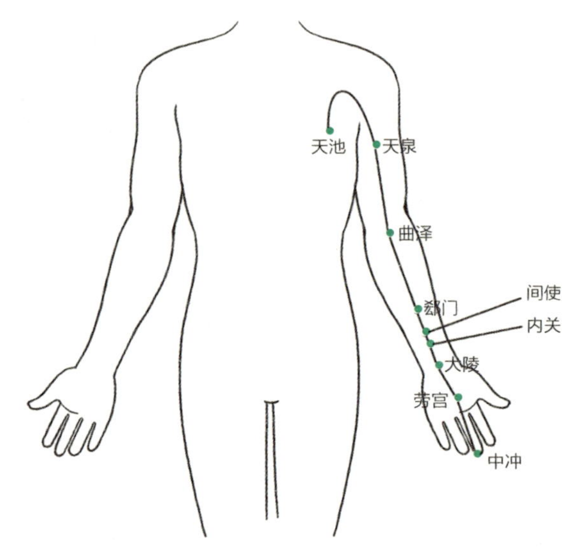

【功能主治】

保护心脏、疏通气机、缓解压力、改善睡眠。

【取穴方法】

找这条经络时，我们可以先找到自己腋下的一根大筋，然后用手往上稍微用力敲，这时候你会感觉小指和无名指发麻，这就找对了。

【操作方法】

全身放松，把一只手放在另一侧的胸口上，顺着心包经的路线，也就是手臂中线，手上稍微用点力，动作慢一点，从胸口一路向下一直到手指尖。如果觉得按揉太麻烦，拍拍打打也可以。然后换另一只手操作。每天坚持做 10 分钟。

【注意事项】

心包经在晚上 7 点到 9 点钟时经气最旺，所以我们可以在这个时段进行按摩，但是不要刚吃过晚饭就马上做，至少要等上一小时。

/内关穴/

内关穴是手厥阴心包经的常用腧穴之一，按揉它所起的作用，就如同开闸放水一样，可以很好地疏导气血郁滞。

【穴位定位】

位于前臂掌侧，当曲泽与大陵的连线上，腕横纹上2寸，掌长肌腱与桡侧腕屈肌腱之间。

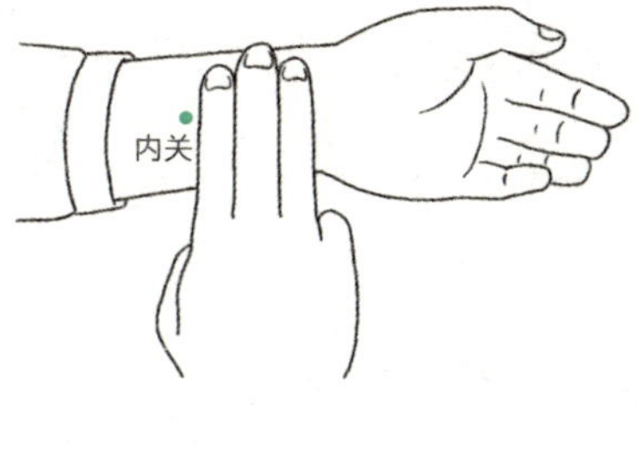

【功能主治】

宁心安神、理气止痛，可以治疗心绞痛、心律失常。

【取穴方法】

如果要找左手的内关穴，就把左手心向上伸出来，右手食指、中指、无名指三指并拢，把无名指放在左手腕横纹上，那么左手的内关穴就在食指的下边。右手也用同样的方法找。

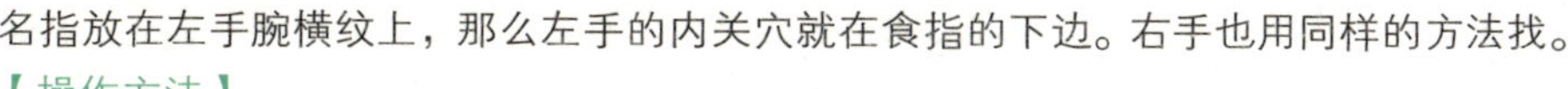

【操作方法】

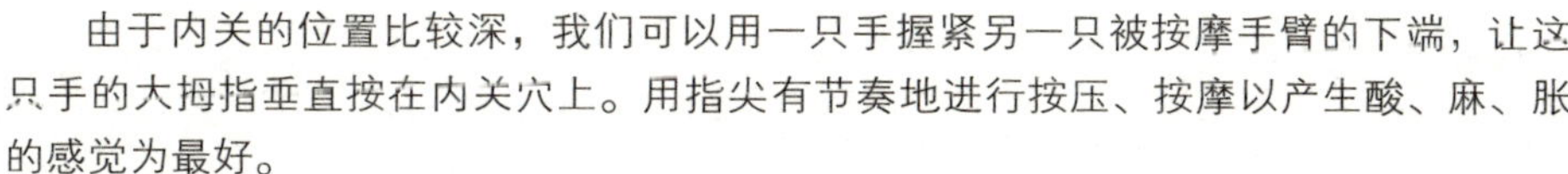

由于内关的位置比较深，我们可以用一只手握紧另一只被按摩手臂的下端，让这只手的大拇指垂直按在内关穴上。用指尖有节奏地进行按压、按摩以产生酸、麻、胀的感觉为最好。

【注意事项】

对于没有心脏病的人，按摩的时间为每天2次，每次2分钟，六七十下就行了。如果按揉内关的时候，明显有酸痛感觉，可以多揉一会儿，四五分钟都可以。

/劳宫穴/

劳宫穴是手厥阴心包经上的荥穴，五行属火，具有清心火、安心神的作用，可以用于治疗失眠、神经衰弱等症。假如大家有五心烦热的现象，可以按按劳宫穴。

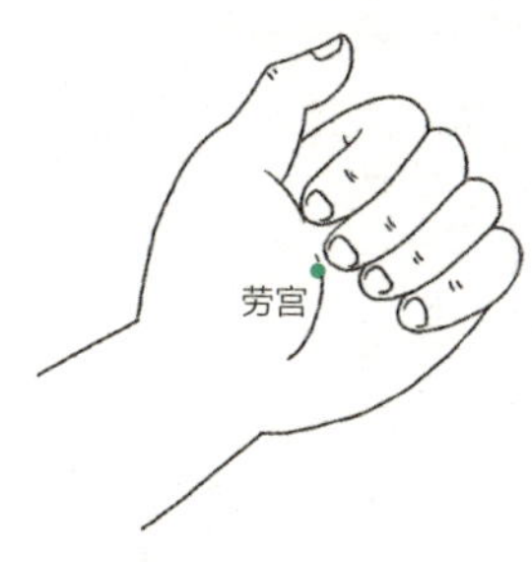

【穴位定位】

在手掌心，当第2、第3掌骨之间偏于第3掌骨，握拳屈指时中指尖处。

【功能主治】

可以治疗心痛、心悸、癫狂、心律失常、心动过速、心绞痛等病症。

【取穴方法】

大家伸开手掌，掌心有两条比较大的掌纹相交成“人”字形，沿中指中线向手掌方向延伸，经过“人”字相交点的下方区域，这个重合的地方就是劳宫穴。大家拳头半握屈着指头时，它就在中指和无名指指尖正下方。

【操作方法】

按摩劳宫的时候，可以用双手的拇指互相按压，也可以把劳宫穴的位置对准桌子角按压，还可以用小木棒、笔套等较细但又不尖锐的物体帮忙按压。作为日常保健，每天每只手按压 5 分钟就可以了。

【注意事项】

劳宫穴有内外之分，我们这里讲的是内劳宫。因为人的心脏都在左侧，所以按摩经络上的穴位时应以左边为主。

/伏兔穴/

伏兔穴虽然是足阳明胃经上的穴位，但心动过速、心慌需要补血的时候，可以赶紧用掌根按揉伏兔穴，就可以平复心跳如兔、心慌意乱的情绪。

【穴位定位】

在大腿前面，当髂前上棘与髌骨外侧端的连线上，髌骨上缘上 6 寸。

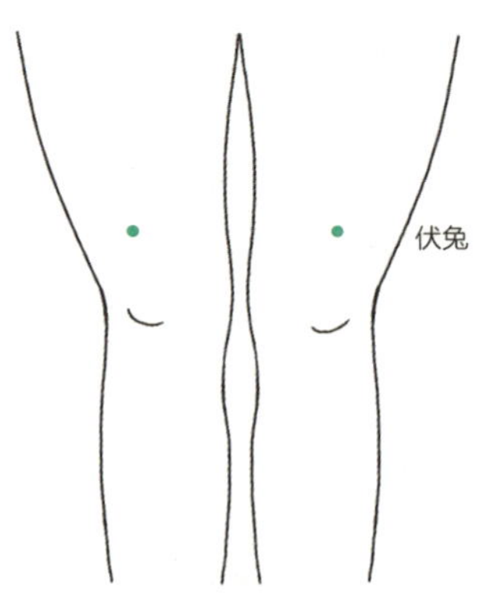

【功能主治】

可以缓解心慌和心动过速，补养心血。

【取穴方法】

找这个穴位的时候，要正坐屈膝，或者跪着，小腿与大腿成 90 度。手掌并拢，小拇指一侧横向紧贴于膝盖，中指中点的地方就是伏兔。

【操作方法】

伏兔穴不能用强力刺激，大家可以用掌根按顺时针方向轻重交替地按揉，一次按摩 30 下，每秒一下，也就是半分钟就可以了。

【注意事项】

正常情况下，成年人心跳一分钟在 60 ~ 80 次，但在安静状态下如果心跳每分钟过 100 次，就是“心动过速”，亦称“心悸”。

/神门穴/

神门穴是手少阴心经腧穴，五行属土，由于手少阴心经五行属火，所以它是心经原穴，可以养心安神，是治疗失眠症的主要穴位之一。

【穴位定位】

位于腕部，腕掌侧横纹尺侧端，尺侧腕屈肌腱的桡侧凹陷处。

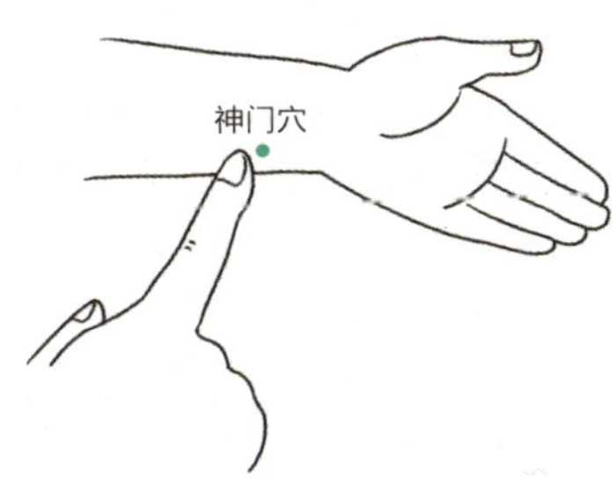

【功能主治】

养心安神，主治心病、心烦、惊悸、怔忡、健忘、失眠、癫狂等。

【取穴方法】

大家的手腕上，手掌小鱼际上角有一个突起的圆骨，其后缘向上能够摸到一条大筋，其外侧缘与手腕上靠近手掌的那条横纹的尺侧端（小拇指那侧）的交点处，就是神门穴。

【操作方法】

先用左手拇指尖端按压右手神门穴，垂直用力，向下按压，按而揉之，并屈伸活动右腕关节，然后轻揉放松。再用右手按压左侧的穴位，两手可以交替按摩，反复操作即可。每天 1 ~ 2 次，每次控制在 15 分钟以内。

【注意事项】

如果治疗失眠，时间最好选择在下午或睡前半小时进行。睡前用温热水泡脚再按摩神门穴，有助于入睡。

/极泉穴/

极泉穴是手少阴心经第一要穴，对治疗心痛、胸闷、咽干烦渴有效。它也是一个解郁的大穴。假如大家因为情志因素出现心悸心慌，就可以弹拨极泉穴。

【穴位定位】

位于腋窝顶点，腋动脉搏动处。

【功能主治】

调畅气血、宽胸理气、养护心肺，可以治疗心痛、胸闷、悲愁不乐、冠心病、心绞痛、心包炎等。

【取穴方法】

屈肘，把手掌按在后枕部，在腋窝中部有动脉搏动的地方，就可以找到这个穴位。

极泉穴

【操作方法】

让腋窝充分暴露，把食指、中指并拢，伸入腋窝内，用力弹拨位于顶点的极泉穴。注意弹拨的时候，手指要用力向内勾按，弹拨的速度不要过急。如果手法对了，会有明显的酸麻感，并向肩部、上肢放散。

【注意事项】

弹按极泉的时候，力度要柔和，动作要连贯。每次弹按的量应因人而异，一般弹按 10 次左右。

/曲泽穴/

曲泽穴是手厥阴心包经的常用腧穴之一，是治疗很多心血管疾病的要穴。在五行中，心包经属火，曲泽穴属水，因此，常按此穴有清心泻火、除烦安神的作用。

【穴位定位】

在肘横纹中，当肱二头肌腱的尺侧缘。

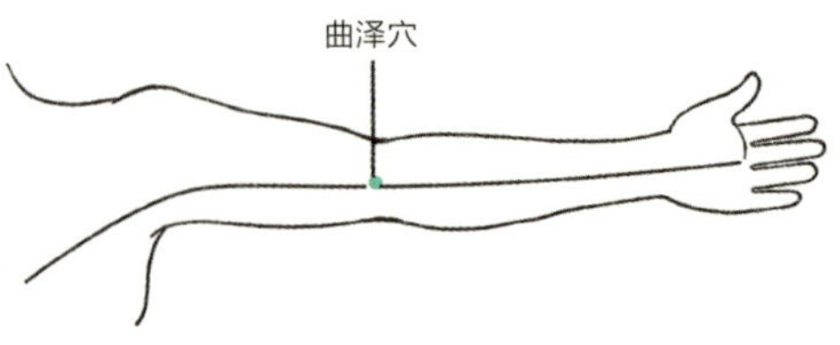

【功能主治】

散热降浊、舒筋活血、清热除烦，可以治疗心痛、心悸等心脏病症。

【取穴方法】

找这个穴位的时候，肘部微屈，在肘横纹的中间偏近心侧，大筋内侧凹陷处，能感觉到动脉搏动的地方就是。

【操作方法】

用拇指指腹按压曲泽穴，其余四指握在手臂上，注意按压时力度要适中，每次5分钟，每日2次。

【注意事项】

曲泽穴配合内关穴、大陵穴，缓解、治疗心胸痛的效果更好。

/天泉穴/

天泉穴也是手厥阴心包经的常用腧穴之一，这个穴名的意思就是，心脏之血会像高山流水一般源源不断供给全身。大家如果感觉胸闷气短、心脏供血不足，可以试试天泉穴。

【穴位定位】

臂内侧，腋前纹头下2寸，在肱二头肌的长、短头之间。

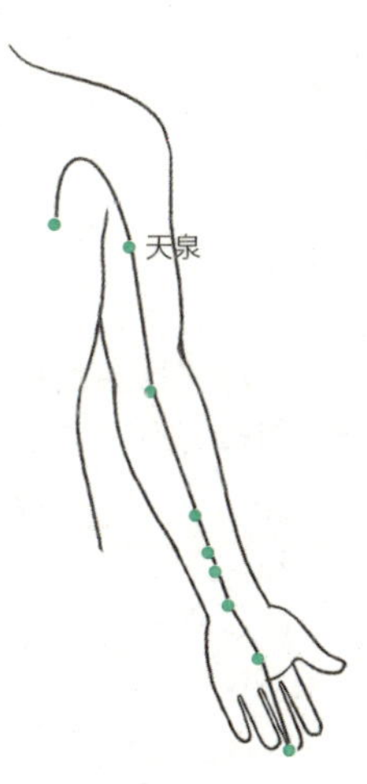

【功能主治】

散热化湿、活血理气，通脉止痛，主治心肺病症、腋下肿痛。

【取穴方法】

伸开手臂，掌心向上，握拳，屈臂时，在大臂上会有凸起的肌肉，肌肉上方大约2寸的位置就是此穴。

【操作方法】

心跳加快，或胸闷的时候，可以用手指用力按压天泉穴3～5秒，停1～2秒后再继续按压，连续按2～3分钟，对心跳过速、胸口疼痛、心悸不安效果很好。

【注意事项】

天泉配合内关、公孙、膻中，可以更好地益心气、通血脉，有效缓解和改善心悸、心痛症状。

/ 少府穴 /

少府穴是手少阴心经的荥穴，属火。心经的气血在这里聚集，它可以发散心火，对泻心经热有很好的效果，治疗失眠、多梦的效果也不错。

【穴位定位】

位于手掌面，第 4、第 5 掌骨之间，握拳时，当小指尖处。

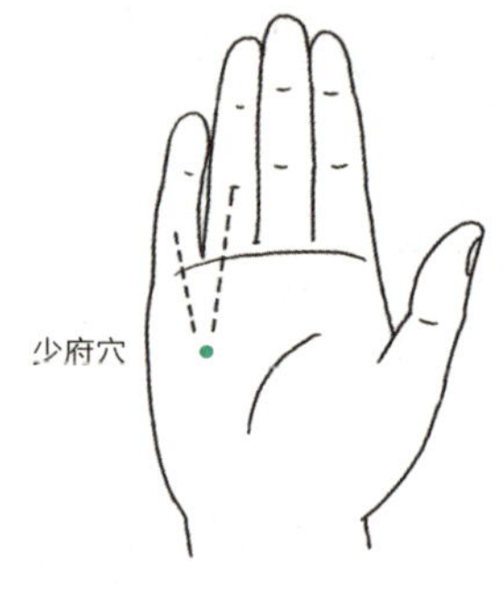

【功能主治】

清心去火，可治疗心悸、胸痛、心律失常等疾病。

【取穴方法】

取穴时掌心向上，手指屈向掌心横纹，在小指指尖下的凹陷处，就是此穴。

【操作方法】

用拇指按压穴位，火旺时要按得重一些、时间短一些，比如想去心火，用力按 3 ～ 5 分钟，直到有酸、疼、麻的感觉为止；如果是一般的阴虚，轻按 10 ～ 15 分钟即可。

【注意事项】

夏天每天坚持按摩少府穴 3 ～ 5 分钟，有助于清心除烦，还可以帮助去暑热。

/ 中冲穴 /

中冲穴是手厥阴心包经的井穴，掐按中冲穴，常用于心绞痛、昏迷、严重痛经等症的急救，有调节心率、宁心安神的作用。

【穴位定位】

位于双手中指末节尖端中央。

【功能主治】

清热开窍去心火，主治心痛、昏厥、热病、心烦闷、心痛、中风昏迷等。

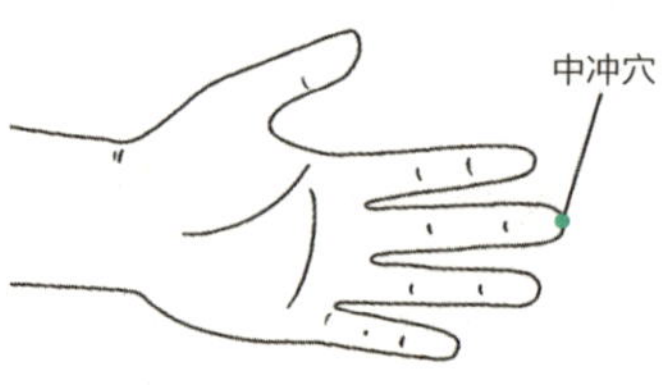

【取穴方法】

掌心往下，在双手中指尖端的中间就是这个穴位。

【操作方法】

用拇指指甲尖垂直掐按中冲穴位，每天早晚各掐按 1 次，每次 1 ~ 3 分钟即可。

【注意事项】

急救的时候，对中冲穴针刺，甚至放血，十分有效。但不建议大家自己针刺、放血。

/郄门穴/

郄门穴是手厥阴心包经上的郄穴，郄穴都是治疗急性病的，因此它可以治疗心脏方面的很多急性病症。当急性心绞痛发作时，可点揉此穴，再拔拔罐，可以很好地缓解症状。

【穴位定位】

在前臂掌侧，当曲泽穴与大陵穴的连线上，腕横纹上 5 寸。

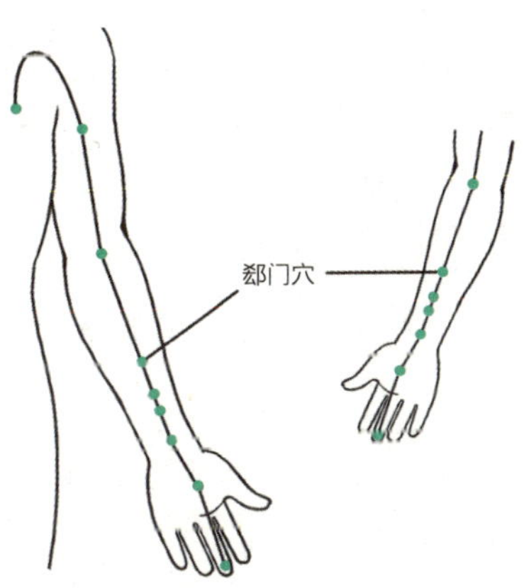

【功能主治】

宁心、理气、活血，可以治疗胸痛、痫症、神经衰弱、心悸、心动过速，心绞痛等病症。

【取穴方法】

伸直胳膊，仰掌，在前臂掌侧，曲泽与大陵的连线上，顺着内关穴往上，在腕横纹上大约 5 寸的地方。

【操作方法】

既可以用拇指按压，也可以上下顺着经脉按揉。如果是心动过速、心绞痛等疾病发作的时候，可以用右手拇指按住左手郄门穴，然后左手腕向内转动 45 度再返回，每秒钟一次，重复这个动作，可以很好地缓解症状。

【注意事项】

虽然郄门穴是急救穴，但还是建议大家防患于未然，身体没有发病的时候，就要多揉一揉郄门穴。

/心俞穴/

心俞穴属于足太阳膀胱经，是心的背俞穴。它配巨阙主治心痛，配脾俞、神门、足三里、三阴交主治失眠健忘，配大椎主治癫痫，也特别常用。

【穴位定位】

位于第 5 胸椎棘突下，旁开 1.5 寸。

【功能主治】

调气理血，宁心安神、散发心室之热，主治心痛、惊悸、失眠、健忘、癫痫等心与神志病变。

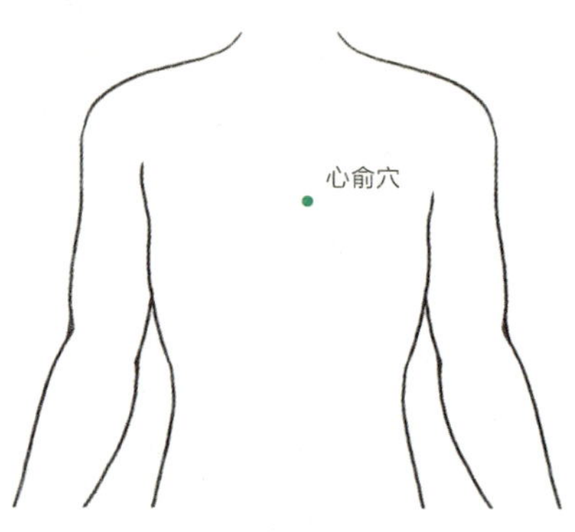

【取穴方法】

摸到平双肩胛骨下角的椎骨，这是第 7 胸椎，往上推两个椎骨就是第 5 胸椎骨，在它下面两侧各自旁开食、中指二横指的地方，就是心俞穴。

【操作方法】

不同情况下，按摩心俞的方法也不同：针对失眠、焦虑，手法应轻，时间一般在 10 分钟左右；针对胸部气滞时，手法要重，时间可以在 20 分钟左右或更长。

【注意事项】

使用心俞调整情绪、精神问题时，手法一定要轻柔。另外，儿童不适合用这个穴位，老年人用贴敷更好，中青年人是最适合按摩的。

32道 调心小食方

素食篇

/ 姜枣龙眼蜜膏 /

龙眼肉、大枣都有补益心脾、益智宁心的功效，蜂蜜有增强脑力、改善心肌功能的作用。三物相合，能益心脾、增智力，治疗心脾不足、心悸健忘等。适合思虑劳伤太过、心脾亏虚、健忘失眠的人群食用。

食疗功效 开胃健脾，益智养心。

所需食材 龙眼肉 250 克，大枣肉 250 克，蜂蜜 250 克，鲜姜汁 2 汤匙。

制作方法 1. 先将龙眼肉、大枣肉洗净，放入锅内，加水适量，煎煮至熟烂。
2. 加入姜汁、蜂蜜，文火煮沸，调匀即可。

注意事项 每天 2 次，每次取 1 汤匙，开水化开，饭前食用。

/ 参砂蒸蛋 /

苏条参性味甘平，滋养脾肺，补中益气，淮山药可以补脾养胃、生津益肺，而朱砂是一味中药，甘寒质重，专入心经，既能重镇安神，又可清心火，治标也治本。它们和鸡蛋同用，可以很好地养心安神、滋阴润燥。

食疗功效 补气养血、宁心安神。适用于气血虚、心脾不足之心悸、失眠、食少纳呆等症。

所需食材 苏条参（或潞党参）、淮山药各 30 克，朱砂 6 克，鸡蛋 1 个。

制作方法 1. 先将苏条参或潞党参、山药研成细末，与朱砂拌匀备用。
2. 每次用 6 克混合药末，与鸡蛋在碗内搅均匀，于蒸锅上蒸熟即可。

注意事项 每天晨起一碗蒸蛋，连服半月以上。
血脂高、肝有器质性病变者不宜服用。

/ 白醋鸡蛋 /

鸡蛋味甘性平，具有养心安神、补血、滋阴润燥的功效，和白醋同用，可以调整和弥补营养状况，改善新陈代谢水平，增强体质，对高血压、脑血栓后遗症等有很好的食疗功效。

食疗功效 养心安神。适用于心气虚、心血不足的心悸、失眠等症。

所需食材 陈白醋 2 克，鸡蛋 1 个。

制作方法 1. 将鸡蛋打入碗中，将白醋倒入其中。
2. 将放有白醋鸡蛋的碗置笼屉上，蒸熟即可。

注意事项 可以每天早晨趁热食用，加少量蜂蜜调味。
对醋过敏、胃溃疡及胃酸过多的胃病患者慎用。

/ 红豆莲子粥 /

红小豆的营养非常丰富，李时珍把它称作“心之谷”。假如我们感觉口渴烦躁，吃红小豆就再好不过了，它可以帮我们缓解心火过亢的症状。

食疗功效 既能清心火，也能补心血，行气补血，尤其适合心血不足的女性食用。

所需食材 红豆 50 克，莲子 20 克，大米 100 克，冰糖 20 克。

制作方法 1. 将红豆淘洗干净浸泡 3 小时。
2. 取砂锅加入水置火上，水开后放入红豆、莲子、大米，以大火煮沸，转用中火沸煮 30 分钟。

3. 加入冰糖，用小火煮 5 分钟后即可。

注意事项 泡过的莲子很难煮烂，大家可以在水烧开以后，直接下入洗净的莲子，煮出来厚口感会更绵软。

/ 小麦桂圆莲子粥 /

桂圆肉可以补血、益心、安神，莲子能补脾益肾，红枣可补益脾胃，小麦能养心安神除烦。如果大家有心阴不足的现象，可以经常喝一点小麦桂圆莲子粥。

食疗功效 养心安神、滋补心阴，可以治疗心神不宁、失眠多梦。

所需食材 小麦 60 克，桂圆肉 10 克，去心莲子 20 克，红枣 6 克，冰糖适量。

制作方法 1. 先把所有材料洗净，红枣要去核。
2. 莲子与小麦一起放入锅中加水，大火煮开之后再用小火煮 40 分钟。
3. 然后加入桂圆肉、红枣再小火熬 15 分钟，关火加冰糖搅匀即可。

注意事项 龙眼属于湿热食物，多吃容易滞气，有上火发炎症状的时候不宜食用。

/ 西洋参石斛茶 /

由于西洋参可以益气养阴、生津降火，而石斛可以养阴生津，养胃清肺，所以它们一起泡茶喝，对于因为阴虚津亏而导致的口渴咽干、五心烦热等症状有很好的缓解作用。

食疗功效 益气生津、养阴清热，适用于阴虚津亏所出现的口渴咽干、五心烦热。

所需食材 西洋参 3 克，上等石斛 10 克。

制作方法 先把西洋参切成薄片，石斛切碎，然后用沸水冲泡后当茶喝即可。有条件的话，也可以用小火煎煮后饮用。

注意事项 石斛名类颇多，大家需要选用上等的石斛，处方名为枫斗、霍枫斗、霍山石斛等。

/ 莲子栀子茶 /

苦味食物大都性味偏寒，可以生津润燥，帮助我们清心降火。如果大家心烦易怒的情况比较明显，可以每天喝莲子栀子茶，还可以酌情加上黄连、苦丁等苦味之品。

食疗功效 清心泻火，可以缓解口腔溃疡、心火肝火旺等症状。

所需食材 栀子 15 克，莲子（带心）30 克。

制作方法 莲子、栀子放锅中，加 2000 毫升水，用大火煎 10 分钟即可。

注意事项 上述分量是一天的量，煮好以后放在暖水壶或者保温杯里，分成多次，每次喝一点，一天之内喝完即可。

/ 甘麦大枣汤 /

这是一道静心汤，出自《金匮要略》。小麦能和肝阴之热且养心液，甘草泻心火而和胃，大枣调胃，三者一起煎煮，可以甘润平补、养心调肝，起到养心安神，和中缓急的功效，还可以帮我们缓解更年期综合征。

食疗功效 养心安神，柔肝缓急，专治女性更年期综合征、神经衰弱等心阴不足、肝气失和的病症。

所需食材 小麦 30 克，甘草 9 克，大枣 10 枚。

制作方法 甘草、小麦和大枣加水适量，用小火煎煮，用小火慢慢熬，煮沸后煎至 400 毫升左右，去渣，分几次喝掉汤汁，最后吃掉大枣即可。

注意事项 早晚温服。由于大枣能助湿生痰，所以体内有痰的人不宜服用。

/ 山楂桃仁蜂蜜露 /

山楂不仅是著名的开胃食物，能增强食欲，还可以改善睡眠，保持骨和血中钙的恒定，预防动脉粥样硬化，桃仁可以止咳逆上气，消心下坚硬。这个山楂桃仁蜂蜜露，特别适合心血管病患者长期服用。

食疗功效 活血化瘀，健脾消食，营养心肌，预防动脉粥样硬化。

所需食材 新鲜山楂果 1000 克或山楂片 500 克，桃仁 100 克，蜂蜜 250 克。

制作方法

1. 山楂果、桃仁洗净，山楂果先用菜刀切开或打碎，然后与桃仁一起放入砂锅或大瓦罐中，用冷水浸泡 1 小时，水量以浸没为度。
2. 用中火煮沸后，改用小火慢煎半小时至一小时，约剩下浓汁一大碗时，滤出头汁，再加冷水两大碗，煎二汁，至药汁剩下一大碗时，滤出，弃渣。
3. 将头汁、二汁，一起倒入瓷质容器中，再加入蜂蜜，盖上盖子，隔水蒸一小时后，离火冷却，装瓶盖紧即可。

注意事项 每天 2 次，每次 1 匙，饭后开水冲服，3 个月为一疗程。

/ 藕蕉糖奶 /

香蕉牛奶不仅是出色的通便食品，常吃还可以预防高血压，因为香蕉可提供能降低血压的钾离子，有效保护血管。藕则能补五脏、和脾胃、益血补气。这个藕蕉糖奶不仅口感非常好，缓解神经疲劳、养护心脑血管的功效也不错。

食疗功效 补血养心，健脑降压。

所需食材 香蕉 250 克，牛奶 250 克，藕粉 50 克，红糖 50 克。

制作方法 将香蕉切成块，和牛奶、红糖、藕粉放在一起搅拌均匀即可食用。

注意事项 加红糖的时候，把牛奶提前热一下，口味更好。

/ 炝拌莴笋 /

莴笋的含钾量较高，这就决定了它有利于体内的水电解质平衡，促进排尿，减少对心脏的压力，对高血压和心脏病患者极为有益，有很好的食疗作用。尤其是夏天，多吃一些爽口的莴笋，养心的效果很好。

食疗功效 宁神镇静，消除紧张，帮助睡眠。

所需食材 莴笋一棵，蒜末、盐、生抽、香醋、花椒、香油、干辣椒适量。

制作方法

1. 莴笋切成丝，加入生抽、盐、香醋和香油，拌匀，腌渍30分钟。
2. 干辣椒切碎，与花椒混合。
3. 小火，倒入一汤匙油，再放干辣椒和花椒，炸香。
4. 将炸好的干辣椒和花椒连同油一起浇在拌好的莴笋上，拌匀即可。

注意事项 莴笋不宜过量或是经常食用，否则会发生头昏嗜睡的中毒反应。女性月经期以及寒性痛经之人，忌食凉拌莴笋。

/ 安心茶 /

丹参可以改善心肌缺血、梗死和心脏功能，调节心律，其他诸味药物也各自有养心神的功效，一起泡茶，适合高血压、心脏病等患者长期饮用，有治疗或辅助治疗作用。

食疗功效 安神镇静，活血止痛，适用于治疗心血虚、心血瘀阻之心悸怔忡、头昏目眩、失眠健忘、记忆力下降、胸部刺痛、舌质紫暗、脉沉涩等症。

所需食材 丹参5克，山楂5克，桂圆5克，当归5克，首乌藤5克，柏子仁5克，延胡索5克。

制作方法 将上述药材切碎，开水浸泡20分钟后，代茶饮用，次数不拘。

注意事项 丹参不可以和阿司匹林一起服用。

/ 护心三仁粥 /

桃仁活血化瘀，酸枣仁滋养安神，常用于阴血不足、心悸怔忡、失眠健忘等症，柏子仁是一味理想的滋补强壮、养心安神的良药。所以三仁粥特别适用于素体阴亏、心失所养的人群。

食疗功效 养心安神，活血化瘀，润肠通便，适用于瘀血内阻引起的胸部憋闷，以及心悸气短、失眠多梦等症。

所需食材 桃仁、酸枣仁、柏子仁各 10 克，粳米 100 克，冰糖适量。

制作方法
1. 将桃仁、酸枣仁、柏子仁打碎入锅内。
2. 加水适量煎煮 3 次，过滤去渣取汁。
3. 在汁液中放入粳米煮粥，待粥煮至浓稠时，入冰糖稍煮即可食用。

注意事项 每天 2 次，早晚空腹服用。便溏及痰多者忌服，桃仁有毒，切忌不可过量。

/ 莲心神饮 /

莲心虽苦，但清心火、平肝火、止血固精的功效很好；茯神可以渗湿、健脾、宁心；桂枝可以补元阳、通血脉、暖脾胃；白术健脾益气、燥湿利水；生甘草补中益气、调和药性。它们一起制成茶饮，可以作为养心保健茶长期饮用。

食疗功效 清心安神，降压利水，适用于心悸怔忡，头晕目眩，心胸烦闷，气短乏力等症。

所需食材 莲心 3 克，茯神 5 克，桂枝 3 克，白术 5 克，生甘草 3 克。

制作方法 将上述药材切碎，用开水浸泡，代茶饮用，每剂泡 20 分钟后徐徐饮用，次数不拘。

注意事项 莲心性寒，脾胃虚寒者禁服。

/ 甘草小麦红枣饮 /

大家可能觉得甘草的主要功效是治疗咳嗽，但其实它也经常用于心气虚、心悸怔忡等症；而小麦可以养心安神、除烦，可以治疗心神不宁、失眠、脏躁等症。这个甘草小麦红枣饮，可以补养心气，适合有心病的人服用。

食疗功效 养心安神，和中缓急，适用于心脾虚弱导致的失眠心烦、胃口欠佳等。

所需食材 小麦 30 克，金丝小枣 15 颗，甘草 10 克，蜂蜜适量。

制作方法
1. 金丝小枣、甘草、小麦洗净，金丝小枣去核。
2. 把金丝小枣、甘草、小麦放锅中，加适量水，大火煮开后，改用小火煮 15 分钟，离火后加蜂蜜即可。

注意事项 每天 1 份，分早晚饮用。连续饮用 10 天为一个疗程。
甘草有微量的毒性，所以服用的时候千万不要过量。

/ 龙眼冰糖茶 /

龙眼肉可以补心脾，益气血，健脾胃，对思虑伤脾、头昏失眠、心悸怔忡等症状有食疗效果。这款龙眼冰糖茶可养心血，补气力，安心神。适用于老人、病后、产前产后体虚、瘦弱者饮用。

食疗功效 补益心脾，安神益智。适合思虑过度、精神不振、失眠多梦、心悸健忘者饮用。

所需食材 龙眼肉 10 克，冰糖 3 克。

制作方法 龙眼肉洗净，同冰糖一起放入茶杯中，倒入开水，加盖闷一会儿，即可饮用。
每天 1 剂，随冲随饮，随饮随添开水，最后吃龙眼肉。

注意事项 脾胃虚弱，大便溏薄者，不宜多吃。

/ 香蕈玉米粥 /

香蕈也叫香菇，素有“山珍”之称，有补肝肾、健脾胃、益气血、益智安神的功效，和调中健胃的玉米一起煮粥，特别适合气虚头晕、贫血、自身抵抗力下降以及年老体弱者食用。

食疗功效 养心神，益气血，可作为冠心病、高血压、冠状动脉粥样硬化、心肌炎、神经症及更年期综合征患者的食疗方。

所需食材 香蕈 30 克，玉米粉 50 克，粳米 90 克，白冰糖适量。

制作方法 1. 先将香蕈洗净切细，粳米洗净，放入锅中加清水煮粥。
2. 待粥煮至浓稠时，再放玉米粉、香蕈和白糖稍煮片刻即可。

注意事项 香蕈是动风食物，顽固性皮肤瘙痒症患者忌食。

/ 葛根养心粥 /

葛根的有效成分是黄酮苷，能扩张心脏血管，增加冠心动脉血量，对缓解心绞痛有较好效果。和粳米一起煮粥服食，可以收到药食两用之效。

食疗功效 清心明目，清热化痰，除烦止渴。

所需食材 粳米 50 克，葛根（干）30 克。

制作方法 1. 将葛根切片，磨成粉以后加水搅拌，澄清以后取淀粉。
2. 把粳米放入锅内加清水适量煮粥，待粥煮至浓稠时，将葛根粉调入粥内，再放适量冰糖调味即可。

注意事项 葛根性凉，易于动呕，胃寒者慎用。

/ 莲子百合绿豆汤 /

莲子有清心醒脾、养心安神、滋补元气的功效；百合性甘凉清润，有润肺止咳、宁心安神的功效。绿豆汤是夏季清火祛暑的首选，它能清热解毒，消暑开胃，搭配莲子心和百合一起熬煮，在夏季可以很好地帮我们清心火。

食疗功效 清热解毒，清火祛暑，定心神，除烦益气。

所需食材 大米 150 克，莲子、绿豆、百合各 50 克，冰糖适量。

制作方法
1. 莲子、百合、绿豆先用水浸泡 2 小时。
2. 锅中放水，倒入泡好的绿豆大火煮开，直至煮到绿豆炸开后转小火，加水并加入莲子、大米继续熬煮。
3. 用小火煮约 10 分钟后加入冰糖和百合瓣调味，一边煮一边搅拌，冰糖完全化开后即可关火，放凉后即可食用。

注意事项 绿豆性寒，平日身体虚寒者不宜多食或久食，脾胃虚寒泄泻者慎食。如果怕太“凉”，可在煲汤的同时加几片姜。

荤食篇

/ 玫瑰枣仁心 /

猪心是养心补血、安神定惊的著名食物，主治心虚失眠、惊悸、自汗等病症。酸枣仁这味中药有养肝宁心、安神敛汗的功效。玫瑰花则可以行气解郁、和血止痛，它们一起制成的这道药膳，宁神静气的效果相当好。

食疗功效 养心血、宁心神。适用于心血不足导致的心悸、怔忡、失眠、健忘等症状。

所需食材 猪心 1 个，酸枣仁 20 克，玫瑰花 10 克。

制作方法 1. 把猪心去掉脂膜，洗净。

2. 酸枣仁略炒一下，然后与玫瑰花一起研成末，灌入猪心中。
3. 将灌药的猪心盛入碗中，隔水蒸或上笼屉蒸至熟透即可。

注意事项 食用的时候，去掉心内的药末，把猪心切成片，拌上少许盐即可。
如果有肝郁引起心烦的症状，需要用玫瑰花。但如果没有肝郁症状，可以去掉玫瑰花。

/ 桂圆童子鸡 /

中医认为，鸡的全身都可入药，鸡肉有益五脏、补虚亏、健脾胃、强筋骨、活血脉等功效。而童子鸡的鸡肉蛋白质含量比例更高，也更好消化。和龙眼一起炖，可以很好地益气血，治疗心悸怔忡。

食疗功效 补气血，安心神，适用于贫血、失眠、心悸等，让人精力更加充沛。

所需食材 童子鸡 1 只（重约 1000 克），龙眼肉 30 克，料酒 15 克，大葱 15 克，姜 10 克，盐 5 克。

制作方法 1. 先将鸡开膛去内脏，斩去脚爪。把鸡腿别在鸡翅下，使之团起来。
2. 放入沸水锅中氽一下，捞出洗净。
3. 然后将鸡放入汤锅内，加上洗净的龙眼肉及料酒、葱、姜、盐和清水，煮 1 小时左右。
4. 取出葱、姜，将肉撕碎，即可食用。

注意事项 童子鸡是当年小鸡，最多炖 1 小时就可以了，一定不要炖太久。
炖原味汤最好不要用盐、八角等香料。

/ 猪肉炖黄花菜 /

黄花菜又名忘忧草，性味甘凉，有止血、消炎、清热、安神等功效，还有很好的健脑、抗衰老功效，对注意力不集中、记忆力减退、脑动脉阻塞等症状有特殊疗效，所以被称为“健脑菜”。和滋阴润燥的猪肉同食，可以补血养虚健心脑。

食疗功效 清心除烦，养血安神，强心健脑。

所需食材 五花肉250克，干黄花菜100克，盐6克，料酒10克，姜3片，白砂糖6克。

制作方法
1. 干黄花菜泡发之后，清洗干净，沥水待用。
2. 五花肉切小块。
3. 热锅放油烧热，放姜片和白糖煸炒。
4. 糖溶化后下五花肉翻炒出油（若油多的话可倒出一部分），放生抽和老抽翻炒几分钟上色。
5. 加水，大火烧七八分钟后放入黄花菜。
6. 再一次烧开后转小火约15分钟至汤汁减少至三分之一，出锅前大火稍微收下汁，装盘后撒点小葱末即可。

注意事项 黄花菜需提前泡发2小时，五花肉炒糖色的时候，油慢慢地会变多，这时候就要及时把油倒出一些。

/ 猪蹄炖黄豆 /

猪蹄中含有丰富的胶原蛋白，这不仅让它成为美容食品，还对中枢神经有镇静作用。有利于减轻中枢神经过度兴奋，对焦虑状态及神经衰弱、失眠等有改善作用。黄豆则是预防冠心病、高血压动脉粥样硬化等疾病的理想保健品。

食疗功效 生津润燥，养心明目，养血健脑。

所需食材 猪蹄500克，黄豆100克，干辣椒5个，花椒15粒，八角1个，葱1根，姜5片，黄豆酱2大勺，酱油2大勺，料酒2大勺，盐5克，冰糖6粒。

制作方法
1. 猪蹄洗干净剁成块，生姜洗干净切成片，芹菜洗净去叶切段，黄豆提前浸泡半天。
2. 锅中烧水，水开后放入猪蹄焯烫至变色后捞出沥干。
3. 锅中加入比平时炒菜略多的油烧到3成热，保持中小火放入干辣椒、花椒炸出香味，再放入冰糖；将冰糖炒至溶化，倒入洗净的猪手翻炒均匀；

猪手上色后，放入葱、姜、八角。

4. 加入料酒和酱油，继续保持中小火翻炒；炒至猪手变成棕红色，放入黄豆；加开水没过猪手 2/3 处，用大火将汤汁烧开。
5. 撇去表层浮沫，放入黄豆酱，加盖用中火焖半小时，直到用筷子能很容易扎穿猪手，根据个人口味调入适量盐即可。

注意事项 加入黄豆后要小火慢慢煨，直到猪蹄软烂。中途可以加些开水，但不要添加凉水。

/ 猪心炖党参 /

根据“以脏补脏”“以心补心”的说法，猪心能补心，治疗心悸、心跳、怔忡。党参功效与人参相似，对一般虚证都适用；当归补血活血，常用于血虚萎黄、眩晕心悸。三者同用，既可养心又能宁心。

食疗功效 补虚，安神定惊，养心补血，加强心肌营养，增强心肌收缩力。

所需食材 猪心 1 个，党参 50 克，当归 10 克（纱布包好）。

制作方法

1. 猪心先飞水（就是先放在水里煮沸）。
2. 猪心切片，党参、当归洗干净备用，当归用纱布包好。
3. 将猪心、党参、当归一起放入锅中，大火烧开后，转小火煲 40 分钟，炖熟后加调味品即可。

注意事项 对于心神异常之病变，配合镇心化痰的药物一起应用，效果明显。建议一周煲 1～2 次即可。

/ 干贝莴苣丝 /

夏天的时候，吃一些苦味食物非常养心。这个干贝莴笋丝就非常适合夏天食用，莴笋有镇静作用，可以减少心脏压力；干贝可以滋阴补肾，治疗头晕目眩。莴苣味道微苦，爽脆清香；干贝肉质细嫩，鲜香味极浓，两者搭配烹饪，清新鲜美，口味极佳。

食疗功效 滋阴、补血、养心，对心悸、高血压和心脏病患者大有裨益。

所需食材 莴苣一根（约 300 克），干贝 50 克，大蒜、盐各适量。

制作方法
1. 干贝冲洗两遍，用温水提前泡发 2 小时，把泡好的干贝搓成丝，浸发干贝的水留用。
2. 莴苣去根去皮后，切成丝备用。
3. 莴苣丝入开水中焯一下，捞出马上冲凉水，沥干水分备用。
4. 起油锅，爆香蒜末，下入干贝丝爆炒出鲜香味。
5. 倒入浸泡干贝的水，再添加一些热水，大火煮开。
6. 倒入莴苣丝烧开，用一点点盐调味，即可出锅。

注意事项 莴苣丝焯水的时候，往水里添加一点点盐和几滴油，焯出的菜颜色和口感好；莴苣和干贝搭配，无须添加过多的调味料，这样才能凸显这两种食材的本味。

/ 桂圆莲子鸡汤 /

这是一款养心的滋补汤，桂圆性温，补血，养心，莲子入肺，养心。这两样都是养心安神的好材料，和鸡一起煲汤，尤其适合心烦意躁、失眠的人。

食疗功效 补心血，安心神，健脾胃。

所需食材 桂圆 30 克，莲子 50 克，鸡半只，红枣 5 颗，葱、姜、酒适量，盐适量。

制作方法
1. 鸡切块氽烫后洗去浮沫，桂圆用温水洗净，莲子用清水洗净备用。
2. 所有材料一起放入砂锅里，添加足量的清水和葱姜酒，大火煮开后转小火熬 2 小时以上至材料软烂，最后加盐调味即可。

注意事项 桂圆偏温性，每次不宜食用太多，防止上火。

/ 沙参玉竹瘦肉汤 /

沙参清热养阴、润肺止咳；玉竹具有养阴润燥、除烦止渴等功效；百合养阴润肺、清心安神，三者和猪瘦肉同用，对于情志不遂所致的虚烦惊悸、失眠多梦、精神恍惚等有很好的调理作用。

食疗功效 清心润肺，安心益志，护嗓润喉，延缓衰老。

所需食材 猪瘦肉 500 克，沙参 30 克，玉竹 30 克，干百合 30 克，蜜枣 15 克，盐适量。

制作方法
1. 将材料分别用清水浸泡 5 分钟，然后捞出洗净沥干。
2. 瘦肉洗净切大块，入凉水锅中煮开，捞出冲净沥干。
3. 玉米洗净切段，沙参洗净折成小段，玉竹、百合洗净。
4. 汤锅内加水，将所有汤料投进去，盖上锅盖，大火烧开转小火，煲 1.5 ~ 2 小时，加盐调味即可。

注意事项 可以先把除玉米外的材料煲 40 分钟，然后再放进玉米，继续煲半小时。这个汤要清淡一些，不能放太多的盐。

/ 酱猪心 /

猪心是养心的经典食物，可以营养心肌，有利于功能性或神经性心脏疾病的痊愈。但猪心通常有股异味，做成酱猪心，口感会更好。

食疗功效 补血养心，安神定惊，补虚益气，适用于病体虚弱、心血不足、心烦不眠、惊悸、冠心病等症。

所需食材 鲜猪心 2000 克，精盐 25 克，酱油 50 克，料酒 30 克，葱段 30 克，姜片 15 克，香料包 1 个（内装胡椒、花椒、桂皮，八角、砂仁各 3 克，小茴香、丁香各 2 克）。

制作方法
1. 将猪心用开水飞去血水，捞出控水。
2. 锅内放水（以刚没过猪心为宜）、老抽酱油、除味精外所有调料和炖肉料，放入猪心。

3. 锅开后关小火，约两个半小时，用筷子能容易地扎透的时候，放入味精，再焖 5 分钟关火，取出猪心晾凉切片，即可食用。

注意事项 要选择新鲜猪心，反复冲净心室中的血水，卤制时间不宜过长。

/ 灵芝猪心 /

猪心养心的效果众所周知，而灵芝补气安神、止咳平喘，能补心血、益心气、安心神，所以常常用于治疗气血不足、心神失养所致的心神不宁、失眠、惊悸、多梦、健忘等症。灵芝、猪心同用，补心安神的效果非常好。

食疗功效 补养心血，宁心安神。用于心血亏虚，心悸怔忡，烦躁易惊，失眠多梦等症。

所需食材 猪心 500 克，灵芝 15 克，生姜、葱、精盐各 3 克，味精、胡椒粉、料酒、白砂糖、麻油各适量。

制作方法

1. 先将灵芝用水泡发，冲洗后，加清水适量，入砂锅煎煮 40 分钟，去渣取汁。
2. 再将猪心放入清水中浸泡片刻，洗净后切成薄片，与灵芝药汁同入砂锅。
3. 加姜片、葱花等调料，视情况可酌加清水适量，同炖 30 分钟，加精盐、味精，再稍炖片刻，淋入麻油即可。

注意事项 灵芝切片时要顺纹切。

/ 西洋参煲水鸭汤 /

西洋参乃暑热伤气之清补佳品，能益气养阴，清火生津；水鸭能滋阴补血、益胃生津、补而不燥；桂圆肉可以益气养颜、养血、宁心益智。这个汤特别适合湿热、虚火过重之人。

食疗功效 益气生津、宁心养血、除烦，对于暑热天气自我感觉疲劳乏力、汗出过多、口干口渴、精神不足者甚为适宜。

所需食材 西洋参 20 克，水鸭肉 250 克，桂圆肉 12 克。

制作方法
1. 先将西洋参洗净，用刀切成薄片或打碎，备用。
2. 剖杀水鸭，去除毛及内脏、头、颈及脚，用清水洗净血污，然后用刀砍成粗件备用。
3. 桂圆肉去除杂质、并用清水略洗净。
4. 把所有材料一起放进汤煲内，加入适量清水，用中火到慢火煲汤，煲 90 分钟左右，加食盐调味，趁温热的时候喝汤，吃鸭肉及桂圆肉。

注意事项 这个汤忌与鸡蛋同食，否则会伤元气。而且鸭肉性凉，脾胃阴虚、经常腹泻者忌用。

/ 莲百猪肉煲 /

百合能清心除烦，宁心安神，可用于神思恍惚、失眠多梦、心情抑郁等病症；莲子可以补脾止泻、养心安神；玉竹具养阴润燥、清热生津等功效，它们和猪肉同煮，可宁心安神，滋补保健。

食疗功效 养心安神，健脾补气，适合神经衰弱失眠者和心脾两虚中风患者食用。

所需食材 去核红枣 7 个，百合 50 克，莲子 50 克，猪瘦肉 250 克，玉竹 30 克，黄酒、盐适量。

制作方法
1. 猪瘦肉洗净，切成 1 厘米见方的小丁，加入盐、黄酒搅拌放置 20 分钟。
2. 莲子、百合、玉竹洗净，用水泡开。
3. 将所有材料放入砂锅里，倒入适量清水，大火烧开，小火炖至莲子熟烂，加盐调味即可。

注意事项 高血压患者不宜食用。

/ 紫菜猪心汤 /

紫菜含碘量较高，药用功能和海带相似，对动脉硬化、胆固醇高的心血管疾病有防治作用；猪心可以养心安神。二者共同煮成此汤，补心作用加强，对治疗虚烦不眠、惊悸怔忡等症状有食疗效果。健康人食用，也有益心补血的功效。

食疗功效 祛热除烦，利水养心，活血止痒，可用于夏日暑热引起的失眠、烦躁。

所需食材 紫菜 50 克，猪心 250 克，料酒 15 克，葱段 10 克，姜片 5 克，肉汤 750 克，猪油 50 克，精盐、味精少许。

制作方法

1. 干紫菜取适量提前泡发洗净。
2. 猪心剖开洗净，入沸水锅中汆去血水，捞出洗净切片。
3. 锅烧热加入猪油、葱段、姜片煸出香味，放入猪心片，烹料酒煸炒至水干，加盐、味精、肉汤，烧煮至猪心熟时加入紫菜，汤再烧沸时即可。

注意事项 猪心胆固醇含量较高，所以高胆固醇血症患者忌食。